噛む力が弱った人のおいしい長生きごはん

誤嚥を防ぐ！

料理研究家・介護食アドバイザー
クリコ

監修：日本大学歯学部
摂食機能療法学講座 准教授
阿部仁子
Kimiko Abe

講談社

はじめに

キッチンで格闘する日々……

口の中の病気で噛む力を失った夫のために、
はじめて作った介護食。
「わたしに任せて！」と、腕まくりしたものの、
その勢いはたちまち、シュンとしぼんでしまいました。

何の料理かわからない、
病院で出されていたミキサーにかけられた食事を、
わたしはもう夫に食べさせたくありませんでした。

でも、見た目で何の料理かわかって、
しかもやわらかい料理って、
いったいどうやったら作れるの？
キッチンで格闘する日々が続きました。

制限があるからこそ
アイデアと工夫が生まれる

「おおお、うまそう！ 早く食べたい」
夫にそう思って欲しくて、料理の見た目に強くこだわりました。
「えっ！ これ、僕食べられるの？」
ちょっと不安そうな夫が、肉料理に箸を入れて、
スッと切れることに驚き、一口食べて
「おいしい！ クリコは天才だね！」と満面の笑顔に。
制限があったからこそ生まれたアイデアや工夫。
介護食に必要なのは、
特別な料理技術ではなく〝工夫〟でした。

「おいしそう!」が食べる意欲と生きる希望を生む

わたしの料理の特徴は、
「食欲をそそる見た目」でありながら、
箸やスプーンで簡単に切れるほど
やわらかいこと、そして彩りが豊かなことです。
それを可能にした「シート肉」「えびすり身」「ほたてすり身」は、
肉や魚介の代用として、わたしが考案した手作り素材です。
加熱しても硬くならず、素材の味もしっかり味わえます。

にんじん、ほうれんそう、かぼちゃ……。
色とりどりの野菜をゆでて、すりつぶした「野菜ピュレ」料理の数々は、
栄養豊富なうえに、食卓を明るく彩ります。

噛めなくなった夫の笑顔をもういちど取り戻したい。
そんな願いから生まれたクリコ流介護食を支えるアイテムです。
食べたくても食べられない、
食べてもらいたくても、その料理方法がわからない、
と悩んでいる方がたくさんいらっしゃいます。
アレンジ次第では、介護食用と家族用の作り分けも簡単にできます。
介護食作りが楽しい時間に、そして、
家族と囲む食卓が笑顔でいっぱいになりますように、
お手伝いができましたらとても嬉しいです。

おことわり
- 本書レシピは「噛まずに飲み込める流動食」から「舌と上あごでつぶして食べられる、少し形のあるやわらかいもの」が中心です。形のあるものは、適宜切り分けてお召し上がりください。
- 4ページの表「噛む・飲み込む力に合わせた食べやすい食品の形状と状態」の区分CとDの調理方法をご参考になさってください。
- 66ページ以降の介護食作りの注意点と基本も併せてご一読ください。

● 噛む、飲み込む力に合わせた食べやすい食品の形状と必要な調理方法と注意点

	噛む力	飲み込む力		必要な形状	食べやすい食品の大きさ
A	硬いものがやや噛みにくい	普通に飲み込める	→	容易に噛める形状	普通食と同じ大きさ
B	硬いもの、大きいものが噛みにくい	ものによっては飲み込みにくいことがある	→	歯茎でつぶせる形状	粒の大きさは1〜1.5cmくらい
C	細かくやわらかければ噛める	水やお茶などサラサラしたものが飲み込みにくいことがある	→	舌と上あごでつぶせる形状	粒の大きさは5〜7mm
D	固形物は小さなものでも噛みにくい	水やお茶が飲み込みにくい	→	噛まずに飲み込める形状	流動状
E	ネバネバ・ベタベタしたものが噛みにくい	水やお茶が飲み込みにくい	→	よりスムーズに飲み込める形状	ゼリー状
F	噛めない	少しでもざらつきがあると飲み込みにくい	→	粒がなく、よりスムーズに飲み込める形状	よりなめらかなゼリー状

＊左側のAからFの「噛む力」「飲み込む力」の中から当てはまるものを選び、矢印をたどると必要な形状や食品の様子がわかります。詳しい表の見方は66ページをご確認ください。

	食品の様子			調理方法と注意点
	にんじん	ほうれんそう	かぼちゃ	
				●普通食よりも長く加熱して、やわらかくする
				●普通食よりも長く加熱してから、噛む回数が少なくてすむように細かく刻む ●口の中でバラけないよう必ずとろみをつける
				●普通食よりも長く加熱してから、**B**よりも、さらに細かく刻む ●口の中でバラけないよう必ずとろみをつける
				●普通食よりも長く加熱してから、ミキサーやフードプロセッサーなどでなめらかな流動状（ピュレ状）にする ●ムース状にする。生クリームや油脂を加え、もったりした食感に
				●流動状のものを介護食用ゲル化剤＊などで、なめらかなゼリー状にまとめる ＊介護食用のゲル化剤は、食品に混ぜると短時間でゼリー状に固められる粉末のこと（73ページ参照）
				●たんぱく質を含まず、粒のない液体＊を介護食用ゲル化剤などでゼリー状にまとめる ＊水や果物のジュース

contents

- 2 はじめに
- 4 噛む、飲み込む力に合わせた食べやすい食品の形状と必要な調理方法と注意点
- 8 「ベース素材」を使う。これがクリコ流です
  - ベース素材❶ 野菜ピュレ
  - かぼちゃのピュレの作り方と活用例
- 10 ベース素材❷ 野菜ピュレのバリエーション
  - にんじんのピュレの作り方／
  - ほうれんそうのピュレの作り方
- 11 ミックスきのこのピュレの作り方／
  - あめ色玉ねぎの作り方
- 12 ベース素材❸ 牛・豚・鶏シート肉の作り方
  - ベース素材❹ 牛・豚・鶏の肉団子の作り方
- 13 ベース素材❺ えびすり身の作り方
  - ベース素材❻ ほたてすり身の作り方

14 Part 1
噛みやすい、飲み込みやすい！
ワクワクおうちごはん

- 15 **主食**
  - やわらか鶏団子の中華がゆ
- 16 鶏団子入りふわふわオムライス
- 17 鶏団子の親子丼
- 18 ボリューム満点！ やわらか牛焼肉丼
- 19 ふんわり食感のビーフカレー
- 20 かぼちゃのリゾット
- 21 かぼちゃのピュレで簡単ニョッキ
- 22 おかゆで手まりずし
- 24 鶏団子入りにゅうめん
- 25 **主菜**
  - お箸でスッと切れる鶏カツ煮
- 26 ふわふわ鶏唐揚げ
- 27 しっとり豚つくね
- 28 ふっくら肉団子の黒酢酢豚
- 29 しっとりなめらか豚シューマイ
- 30 やさしい煮込みハンバーグ
- 31 えび風味いっぱい ふわふわ♡えびフライ
- 32 えびすり身のチリソース
- 33 ほたてすり身のフライ タルタルソース
- 34 ほたてすり身のソテー フレッシュトマトソース
- 35 メレンゲオムレツ きのこクリームソース
- 36 うなぎと豆腐のかぶら蒸し
- 37 **副菜**
  - かぼちゃのフラン
- 38 オレンジ風味のかぼちゃのサラダ
- 39 にんじんのムース／
  - ほうれんそうムースのなめらか豆腐ソース
- 40 クリーミーなポテトピュレのオードブル
- 41 みつ葉と鶏のフラン 白味噌チーズソース
- 42 ミックスきのこのフラン
- 43 ふきとたけのこのゼリー 西京味噌ソース
- 44 牛乳入りごま豆腐
- 45 なめらかムース4種
- 48 **汁物**
  - せりのポタージュ
- 49 たけのこのすり流し
- 50 新ごぼうのポタージュ／
  - 菜の花のすり流し
- 51 とうもろこしのすり流し／
  - 焼きなすのすり流し
- 52 にんじんのポタージュ／
  - ミックスきのこのポタージュ
- 53 かぼちゃのポタージュ
- 54 ふわふわほたてしんじょうのお吸い物
- 55 鶏団子入り茶碗蒸し

- 56 献立のバラエティー

- 57 **デザート**
  - くず粉でかぼちゃのプリン／
  - くず粉で抹茶のプリン
- 58 くずゼリーのフルーツポンチ
- 59 とろける杏仁豆腐
- 60 桃のブラマンジェ
- 61 コーヒー風味のパンナコッタ
- 62 しっとりふわふわパンケーキ
- 63 お麩でバナナパンプディング
- 64 おかゆで4種のおはぎ

65 **Part 2**
クリコ流 介護食の基本

66 「噛む・飲み込む力の程度」によって
食べられる食品の形状は違います
● 4ページに掲載の「食品の形状表」の見方

68 歳をとると「食べること」に関して
こんな変化が起こります

70 介護食作りの最大の注意点は「誤嚥(ごえん)防止」
● 誤嚥を招きやすい食品の特徴6つ

72 誤嚥を防ぐ「とろみづけ」
身近なソースや、ゲル化剤を活用

74 **クリコの知恵袋 ❶**
「おいしそう!」な見た目が、
食欲アップ&生きる意欲に

76 **クリコの知恵袋 ❷**
「頑張らない」を応援します。
作りおきフリージングで時短

78 **クリコの知恵袋 ❸**
「低栄養」にならないよう
揚げ物もデザートも活用しましょ!

80 **クリコの知恵袋 ❹**
道具を味方につけて、しっかり助けてもらおう!

82 夫のおいしい笑顔が見たくてSTORY

88 要介護・寝たきりを防ぐ❶
老化は「お口」から

90 要介護・寝たきりを防ぐ❷
ケアと体操で「お口」を守る

93 阿部Dr.とクリコの対談
「デンタルIQ」高め。コレでいきましょう

94 おわりに

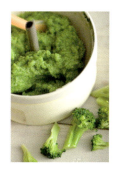
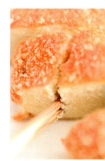

● **アイコンについて**

使用している料理にアイコンをつけました。

> クリコ流の介護食では、世代を問わず家族一緒に楽しめる献立をご紹介しています。そのため、盛りつけに薬味や葉ものなどのあしらいを多く使っています。噛む力と飲み込む力に合わせて、適宜はずしてお召し上がりください。

● **レシピの表記について**

塩:粗塩を使用しており、小さじ1=5g。精製塩(小さじ1=6g)をご使用の場合は、材料の分量より少なめにお使いください。
ひとつまみ:親指と人差し指と中指で軽くつまんだ量。
少々:親指と人差し指で軽くつまんだ量。
適量:適切な量を加減して入れてください。
適宜:必要に応じて入れても入れなくてもOKです。
オリーブ油:エクストラ・バージン・オリーブオイルを使用。
ゲル化剤:介護食用ゲル化剤「ミキサーゲル」(販売元/宮源)を使用(73ページ参照)。他のゲル化剤をご使用の場合は、材料の分量や使用方法が異なりますのでご注意ください。

＊計量の単位は、1カップ=200cc(ml)、大さじ1=15cc(ml)、小さじ1=5cc(ml)です。
＊食材を洗う、皮をむく、へたや種、石づきを取るなど、下ごしらえの記載を省略している場合があります。
＊フライパンはフッ素樹脂加工のものを使用しています。

半加工の作りおき冷凍
「ベース素材」を使う。これがクリコ流です

ベース素材　1

彩りも美しくビタミンも摂れる
野菜ピュレ

作りやすい材料
かぼちゃ（じゃがいも）…100g
水…大さじ1〜2
塩…ひとつまみ

　介護食では、普通食の家庭料理のように、肉や魚、野菜などをそのまま調理するというわけにはいきません。

　野菜はやわらかくゆでてフードプロセッサーにかけてピュレにします。でも、毎食この作業をしていてはいくら時間があっても足りません。肉やえびは、せっかく作った料理をフードプロセッサーにかけて出さなければならないことにも抵抗がありました。

　そこで、野菜も肉もえびも食べやすく加工した状態で、まとめて作りおき冷凍することにしました。これがクリコ流の「ベース素材」です。

　これらがあればいつでも、使いたい時に冷凍庫から半分できた状態で取り出して調理でき、調理時間を短縮できます。

　野菜のピュレはほかの素材と組み合わせて、彩りよく栄養満点の野菜料理を簡単に作ることができます。

　ベース素材を準備しておけば、料理のレパートリーも簡単に増やせる上に、作る人、食べる人にとっての食事の時間が楽しいものに変わります。

　材料表の分量は作りやすい分量で表記しています。作り慣れてきたら、2倍量、3倍量などまとめて作りおき冷凍しておくとより便利です。

保存期間の目安

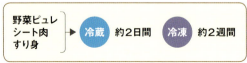

野菜ピュレ／シート肉／すり身 ➡ 冷蔵 約2日間　冷凍 約2週間

＊小分け冷凍容器は販売元リッチェルのものを使用。
　問い合わせ先 ☎076（478）2957

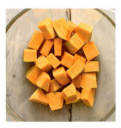

1 1.5cm角に切ったかぼちゃを耐熱容器に入れ、水と塩をなじませる。ラップなどで蓋をし、600Wの電子レンジで4〜5分加熱。

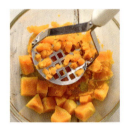

2 熱いうちにマッシャーなどでなめらかになるまでつぶす。裏ごし器で裏ごしするとよりなめらかになる。

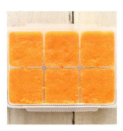

3 小分け冷凍容器に詰めて冷凍保存。
＊じゃがいものピュレも同様に作る。
＊葉もの野菜もゆでてフードプロセッサーにかけ、ピュレにして冷凍保存する。

噛む力がなくても飲み込みやすくなる
野菜のピュレは
時短調理の強い味方です

　食事の支度に充分な時間が取れなかったり、疲れておっくうな時ってありますよね。そんな時、頼りになるのが冷凍保存してある野菜のピュレ！ 温めた鶏ガラスープにピュレをポンと入れるだけで、ポタージュがあっという間に完成。

　野菜のピュレにいろいろな食材を組み合わせれば、主食からデザートまで栄養満点で彩り豊かな料理がぱぱっと作れちゃいます。レパートリーは無限大です。

かぼちゃのリゾット
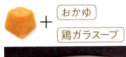
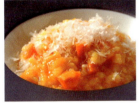
かぼちゃのピュレをおかゆに入れて、鶏ガラスープの素と煮るだけで「かぼちゃのリゾット」に。作り方は20ページ

かぼちゃのニョッキ
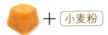
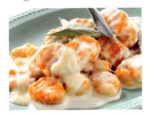
かぼちゃのピュレと小麦粉を混ぜて、親指大に切ってゆでれば「かぼちゃのニョッキ」に。作り方は21ページ

かぼちゃのフラン
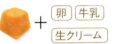
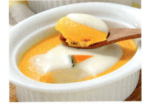
かぼちゃのピュレと卵、牛乳、生クリームを混ぜて蒸せば洋風茶碗蒸しに。とまらないおいしさ。作り方は37ページ

かぼちゃのサラダ
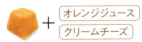
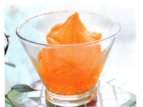
かぼちゃのピュレにクリームチーズやオレンジジュースなどを加えたなめらかサラダ。作り方は38ページ

かぼちゃのポタージュ
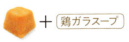
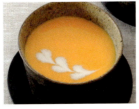
かぼちゃのピュレと鶏ガラスープを電子レンジで温めるだけで栄養満点のポタージュに。作り方は53ページ

かぼちゃのプリン
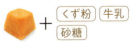
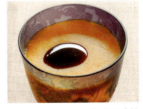
かぼちゃのピュレと牛乳と砂糖とくず粉を混ぜて弱火で加熱するだけ。焼かないプリンの完成。作り方は57ページ

ベース素材

ベース素材 ❷ 野菜ピュレのバリエーション

作りおき冷凍で、栄養豊富な野菜料理

とにかく甘い！
にんじんのピュレ

作りやすい材料

にんじん…100g
水…大さじ1
塩…ひとつまみ

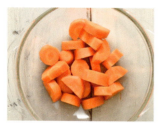

1 厚さ1.5cmに切ったにんじんを耐熱容器に入れ、水と塩をなじませラップなどで蓋をし、600Wの電子レンジで4〜5分加熱。

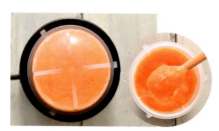

2 フードプロセッサーでなめらかになるまで粉砕する。

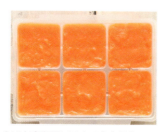

3 小分け冷凍容器に詰めて冷凍保存。

緑の野菜が足りない時に
ほうれんそうのピュレ

作りやすい材料

ほうれんそう…100g
水…1ℓ
塩…10g

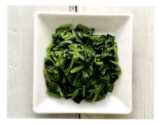

1 鍋に水を入れて湯を沸かし塩を入れる。ほうれんそうを2〜3分ゆでて冷水に取る。水けをよく絞り、1cm長さに粗刻みする。

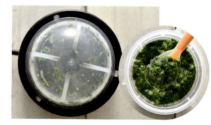

2 フードプロセッサーでなめらかになるまで粉砕する。

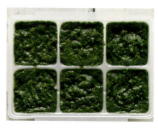

3 小分け冷凍容器に詰めて冷凍保存。

ベース素材　※冷凍保存期間の目安　約2週間

を短時間に

きのこのうま味をチョイ足し
ミックスきのこのピュレ

作りやすい材料

しめじ…1パック　玉ねぎ…200g
マッシュルーム…6個　塩…2g
しいたけ…5枚　オリーブ油…適量

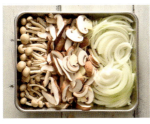

1 玉ねぎは縦半分に切り、繊維に逆らって薄くスライス。しめじは石づきを取り、ほぐす。しいたけとマッシュルームは薄くスライス。

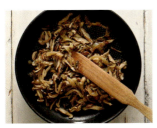

2 フライパンにオリーブ油を熱し、玉ねぎを強火で炒める。しんなりしたら、きのこと塩を加え、さらに炒める。

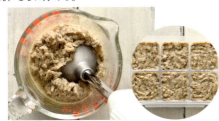

3 フードプロセッサーでなめらかになるまで粉砕し、小分け冷凍容器に詰めて冷凍保存。

少量でおいしさがアップ！
あめ色玉ねぎ

作りやすい材料

玉ねぎ…400g
塩…ひとつまみ
オリーブ油…大さじ1と1/2～2

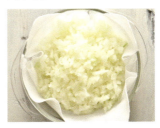

1 玉ねぎは細かいみじん切りにする。耐熱容器にキッチンペーパーを敷き玉ねぎを入れ、ラップなどで蓋をする。600Wの電子レンジで5分加熱。

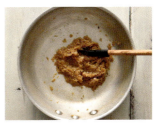

2 フライパンにオリーブ油を入れ、玉ねぎの水分を飛ばすように強火で炒める。水分が蒸発して音が静かになったら中火にする。玉ねぎをフライパン全体に広げ、時々へらで混ぜながら水分を飛ばす。弱火にし、塩を加え、焦げないようにへらでかき混ぜながら、茶色くなるまで炒める。

3 小分け冷凍容器に詰めて冷凍保存。

ベース素材

ベース素材 3　牛・豚・鶏シート肉

お肉らしい見た目にカタチを再現

「シート肉」は、ひき肉にすりおろしたじゃがいもや麩などを加えてフードプロセッサーにかけた肉だねを、薄切り肉の形に成形したもの。牛、豚、鶏の3種類を作ります。

シート肉は加熱してもやわらかく、肉の代用としてお使いいただけます。 同じ肉だねで牛丼、酢豚、鶏のから揚げなど、みんなが大好きな肉料理が作れます！

材料　基本の分量（でき上がり約180g）
- ひき肉（牛、豚、鶏いずれか）…50g
- じゃがいも（皮をむき、すりおろす）…40g
- 玉ねぎ（みじん切り）…20g
- 溶き卵…40g／生クリーム…12g
- マヨネーズ…6g／酒…2g／塩…0.8g
- 麩（粉）＊…6g

＊麩は、あらかじめミルなどで粉になるまで粉砕する。

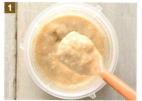

1 じゃがいもと麩以外の材料をフードプロセッサーで粉砕する。粒がなくなったら、じゃがいもと麩を入れて撹拌する。

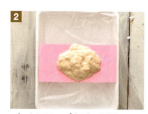

2 バットにラップをピンと張り、7×15cmの型紙をテープで固定。スケールにのせゼロ表示にしラップを広げ、50gを計量。

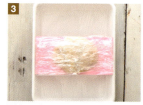

3 型紙に合わせて肉を包む。肉だねを型紙の形に合わせるのではなく、ラップを型紙に合わせて、しっかり折りたたむのがコツ。

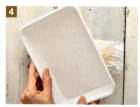

4 折りたたんだものを平らなもので上から押さえ、肉だねを均一の厚さにのばす。

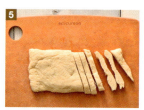

5 600Wの電子レンジで1枚につき50秒加熱し、そのまま冷ましてから調理に使う。

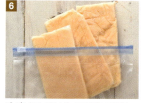

6 冷凍する時は生の状態で保存。使う時は、600Wの電子レンジで1枚1分20秒加熱。

ベース素材 4　牛・豚・鶏の肉団子

同じ肉だねで肉団子も！

1. シート肉の肉だねをティースプーンですくい、沸いた湯の火を弱めて静かに入れてゆでる。
2. 浮いてきたら、しばらく加熱してバットに取り冷ます。加熱時間は肉だねの分量で異なる。5gの場合は約2分加熱。
3. 冷凍する時は加熱後に、ジッパーつき保存袋で保存。

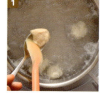

＊肉だねが余ったら1個10gの肉団子を作り冷凍しておき、必要に応じて切って活用。

ベース素材　＊冷凍保存期間の目安　約2週間

ベース素材 5　えびすり身

えびフライも、えびチリもコレでOK!

「えびすり身」は、むきえびにはんぺんなどを加えて、フードプロセッサーにかけたものです。絞り出し袋に入れて、えびの形に絞り出し、色々なえび料理に活用できます。

材料（でき上がり約90g／えび4本分）
むきえび…50g／はんぺん…25g／酒…5g
マヨネーズ…4g／麩…3g／干し桜えび…1g

下ごしらえ
麩と干し桜えびは、ミルなどで粉になるまで粉砕する。はんぺんは1.5cm角に切り、熱湯で2分ゆでてキッチンペーパーに取り、水けを切り冷ます。

1 えびを細かく刻み、麩以外の材料とフードプロセッサーでなめらかになるまですりつぶす。最後に麩を入れて撹拌する。
2 えびの形に成形。スケールに皿をのせ、ゼロ表示にする。1を絞り出し袋に入れ、約8cm長さの棒状に数回絞り重ねる。**1本22g**になるよう、半量を絞り出したところにえびの尻尾（分量外）を置き、はさむように残りを絞り出す。
3 600Wの電子レンジで**2本ずつ30秒加熱する**（写真右）。冷凍する時は加熱後冷ましてジッパーつき保存袋に入れ、空気を抜いて冷凍保存。

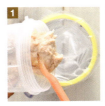
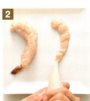
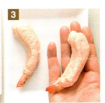

ベース素材 6　ほたてすり身

濃厚な味わいをソテーでも、お椀でも

「ほたてすり身」は、刺身用ほたてにはんぺんなどを加えて、フードプロセッサーにかけたものです。すり身をほたての形に整えてさっと加熱すれば、色々な料理に活用できます。

材料（でき上がり約90g／ほたて4個分）
ほたて（刺身用）…50g／はんぺん…25g／酒…5g／マヨネーズ…4g／麩…3g

下ごしらえ
麩はミルなどで粉になるまで粉砕する。はんぺんは1.5cm角に切り、熱湯で2分ゆでてキッチンペーパーに取り、水けを切り冷ます。

1 ほたてを細かく刻み、麩以外の材料とフードプロセッサーでなめらかになるまですりつぶす。最後に麩を入れて撹拌する。
2 ほたての形に成形。スケールに皿をのせゼロ表示にし、**1個22g**を計量し、へらで形を整える（写真左）。
3 600Wの電子レンジで**2個ずつ30秒加熱する**（写真右）。冷凍する時は加熱後冷ましてジッパーつき保存袋に入れ、空気を抜いて冷凍保存。

> **Point**
> ● 麩を最初に入れると生地が重たくなりフードプロセッサーが回らないので、最後に入れる。
> ● はんぺんはゆでることにより余分な塩分が抜け、適度な水分を含むため、すり身がなめらかに仕上がる。

Part ① 噛みやすい、飲み込みやすい！
ワクワクおうちごはん

主食からデザートまで、噛みやすく、飲み込みやすいレシピが51品。
野菜と肉・魚介料理のベース素材で作った料理は、
噛む力が弱った方にもご満足いただけるでしょう。
やわらかくゆでてすりつぶした野菜のピュレは、
色とりどりの料理のベース素材として大活躍します。
また、肉、魚介のベース素材で作る料理は、
ソレとわかる見た目が食欲を刺激し、食べごたえもあります。
ベース素材を作りおき冷凍すれば、時短調理のお助けアイテムに。
介護食作りが楽しくなる工夫が満載です。

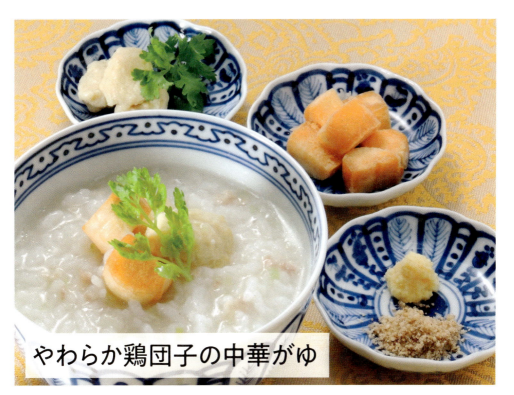

やわらか鶏団子の中華がゆ

鶏のうま味としょうがの風味が
おかゆにしっかりとしみ込んで、あとをひくおいしさ。
やわらかい鶏団子とお麩の素揚げがやさしいアクセントに。

材料 (1人分)

全がゆ
ご飯…75g
水…240～300cc

鶏ガラスープの素
　…小さじ1
塩…適宜
ねぎのみじん切り
　…大さじ1/2
鶏ひき肉…25g
ⓐ 酒…大さじ1/2
　しょうがの絞り汁
　　…小さじ1

トッピング
鶏シート肉の肉だね
　…30g
すりごま…適宜
おろししょうが…適宜
パクチー…適宜
麩…3個
揚げ油…適量

作り方

1 鶏シート肉の肉だね30gで鶏団子を6個作る（作り方は12ページ参照）。肉だねまたは鶏団子を冷凍保存してある場合は、解凍する。

2 麩を半分に切り、180℃の油でさっと揚げる。揚げすぎると硬くなるので注意する。

3 ねぎはごく細かいみじん切りにする。鶏ひき肉にⓐをもみ込んでおく。

4 全がゆを作る。ご飯をゆでこぼし、さっと水洗いして鍋に戻す。水を加え、舌でつぶせるやわらかさになるまで、20分を目安に加熱する。途中、水が足りなければ適宜足す。

5 鶏ガラスープの素を加え、塩で調味し火を止める。

6 5に3を入れ、さっと混ぜて蓋をして約5分置き、余熱で火を通す。

7 器に6を盛りつけ、トッピングを添える。

主食

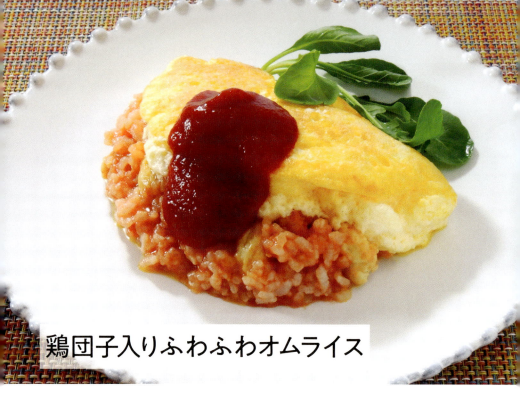

鶏団子入りふわふわオムライス

ケチャップ味の全がゆは、やわらかい鶏団子入り。
ふわふわに泡立てたメレンゲで作ったオムレツをのせば、
気持ちもお腹も、もう大満足な食べごたえに。

材料 (1人分)

- 卵白…1個分
- ⓐ
  - 卵黄…1個分
  - マヨネーズ…6g
  - 生クリーム…6g
  - ヨーグルト…6g
  - こしょう…少々
- 無塩バターまたは
  サラダ油…小さじ2

全がゆ
- ⓑ
  - ご飯…50g
  - 水…150cc

- ⓒ
  - ベーコン
    （ミキサーにかける）
    …1/2枚
  - 鶏ガラスープの素
    …ふたつまみ
  - ケチャップ…10g
  - こしょう…少々
- 鶏シート肉の肉だね
  …24g

トッピング
- ルッコラ…適宜

＊ⓒのベーコンはまとめてミキサーにかけ、小分け冷凍しておくと便利。

作り方

1. 卵白を泡立てしっかりとしたメレンゲを作り、ⓐを混ぜたボウルに、へらで切るように混ぜる。
2. 熱したフライパンにバターまたは油を入れ、1を流し入れる。弱火で3分加熱し、表面に気泡が出てきたら蓋をして1分弱加熱し、半分に折り返す。
3. 鶏シート肉の肉だね24gで小さい鶏団子を6個作る（作り方は12ページ参照）。肉だねまたは鶏団子を冷凍保存してある場合は、解凍する。
4. ケチャップライスを作る。ⓑで全がゆを作り（作り方は15ページ参照）、途中でⓒを混ぜ、ご飯がやわらかくなるまで煮て、3を混ぜる。水分少なめに仕上げる。
5. 皿に4を置き、2をのせ、ケチャップ（分量外）をかけ、ルッコラを添える。

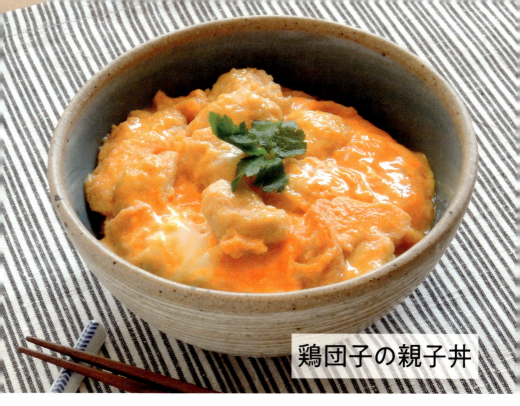

鶏団子の親子丼

鶏シート肉の肉だねで作る、ふわふわな鶏団子で親子丼。
卵にマヨネーズを入れると、しっとりなめらかな卵とじに。
やわらかい全がゆにのせていただきます。

材料（1人分）

全がゆ
ご飯…75g
水…240cc

トッピング
みつ葉…適宜

鶏シート肉の肉だね
　…50g
ⓐ
　卵…1個
　マヨネーズ…3g
　水…15cc
　片栗粉…小さじ1

ⓑ
　だし…45cc
　みりん…15cc
　しょうゆ…5cc
　薄口しょうゆ…5cc

作り方

1 全がゆを作る（作り方は15ページ参照）。水分少なめに仕上げる。

2 鶏シート肉の肉だね50gで鶏団子を6個作る（作り方は12ページ参照）。肉だねまたは鶏団子を冷凍保存してある場合は、解凍する。

3 浅いフライパンにⓑを煮立て、2を入れて中火で煮汁が半量になるまで煮る。

4 ⓐをよく溶いて3に流し入れ、蓋をする。卵が半熟になったら火を止める。

5 茶碗に1を盛りつけ、4を汁ごとのせ、刻んだみつ葉を添える。

主食

ボリューム満点!
やわらか牛焼肉丼

疲れた時、ほかほかの焼肉丼は、お腹も心も満たしてくれる強い味方。
やわらかい牛シート肉に、市販の焼肉のタレを絡めるだけ！豚シート肉なら豚丼にも。
さらにおいしくリニューアルした牛シート肉で、ますます大満足の元気ごはんです。

材料（1人分）

全がゆ
ご飯…75g
水…240cc

牛シート肉の肉だね…150g
焼肉のタレ（市販品）…適量
卵黄…1個分

トッピング
カイワレ…適宜

作り方

1. 全がゆを作る（作り方は15ページ参照）。焼肉丼なので、水分少なめに仕上げる。
2. 牛シート肉の肉だね150gで牛シート肉を3枚作る（作り方は12ページ参照）。肉だねを冷凍保存してある場合は、解凍する。牛シート肉を冷凍保存してある場合は、1枚ずつ600Wの電子レンジで約1分20秒加熱する。
3. 2を横半分に切る。フライパンに焼肉のタレを煮立て、肉をさっと絡める。
4. 丼に1を盛りつけ、3を並べる。真ん中に卵黄をのせ、カイワレを添える。

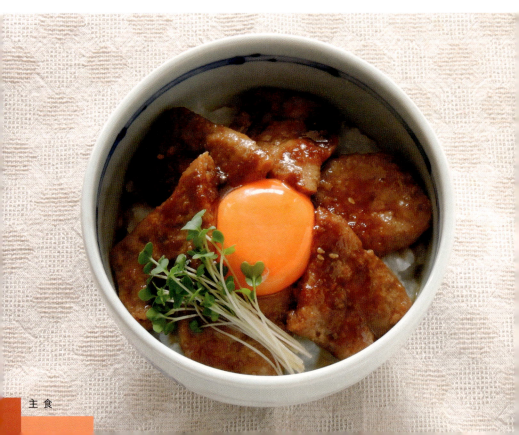

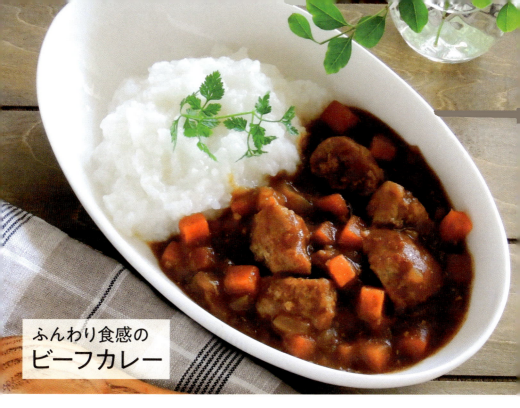

ふんわり食感の ビーフカレー

牛シート肉の肉だねで作る、ふわふわ肉団子を使えば、ビーフカレーも楽しめます。
カレーの香りが、「お腹がすいた」「早く食べたい」と食欲を刺激。
野菜も入って、栄養のバランスも取れます。ルウは市販のものでOKです。

材料（1人分）

全がゆ
ご飯…75g
水…240cc

牛シート肉の肉だね… 約100g
玉ねぎ… 40g
にんじん… 10g
じゃがいも… 20g
水…150〜300cc
カレールウ（市販品）…1人分
サラダ油…適量

トッピング
チャービルの葉…適宜

作り方

1 全がゆを作る（作り方は15ページ参照）。カレーをかけるので、水分少なめに仕上げる。

2 牛シート肉の肉だねを用意する（作り方は12ページ参照）。冷凍保存してある場合は、解凍する。フライパンを中火にかけ油を熱し、2等分した肉だねを置く。俵形に整え、両面に軽く焼き色がつく程度にソテーする。

3 玉ねぎ、にんじん、じゃがいもは1cm角に切る。フライパンを中火にかけ油を熱し、野菜を軽く炒め、分量の水を加え、野菜がやわらかくなるまで煮る。途中、水が足りなければ適宜足す。いったん火を止め、カレールウを割り入れ溶かす。

4 3に2を入れ再び弱火にかける。肉だねに火が通り、ルウにとろみがつくまで煮込む。

5 器に1を盛る。4の肉を鍋から取り出し、一口大に切り、4と盛り、チャービルの葉を添える。

主食

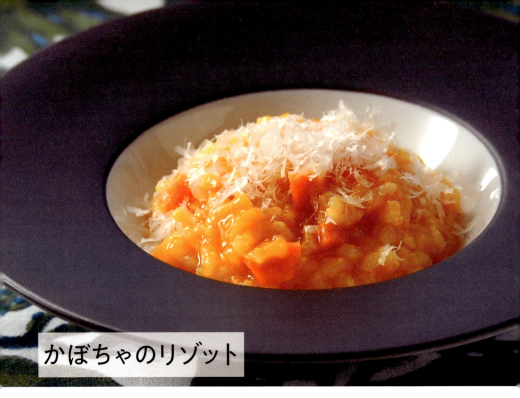

かぼちゃのリゾット

リゾットはイタリアで親しまれる雑炊に似た米料理。
かぼちゃのピュレをおかゆに入れて、鶏ガラスープの素と煮るだけ。
和風にかたよりがちなおかゆのバリエーションにお試しください。

野菜ピュレ

材料（1人分）

全がゆ
ご飯…100g
水…300cc

鶏ガラスープの素…小さじ3/4
かぼちゃのピュレ…50g
かぼちゃ（皮と種を除く）…20g
無塩バター…5g
塩…適宜

トッピング
粉チーズ…大さじ1
オリーブ油…適量

作り方

1 かぼちゃを7mm角に切り、やわらかくゆでる。
2 かぼちゃのピュレを用意する（作り方は8ページ参照）。冷凍保存してある場合は、解凍する。
3 全がゆを作る（作り方は15ページ参照）。途中、鶏ガラスープの素を入れる。
4 水分が少なくなったら焦げないよう鍋底からかき混ぜ、ご飯がやわらかくなったら1と2を混ぜる。
5 鍋底の筋が2秒ほどで消えるくらいになったら、火からおろし、バターを加え混ぜる。塩分が足りなければ塩で調味し、皿に盛る。
6 香りづけにオリーブ油を回しかけ、粉チーズをふりかける。

＊削りたてのパルメザンチーズを使うと風味が更にアップする。

主食

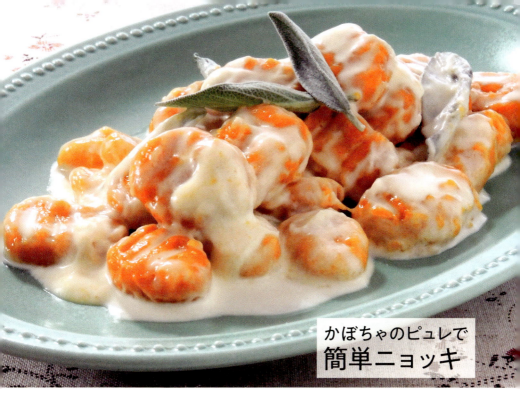

かぼちゃのピュレで 簡単ニョッキ

ニョッキは、じゃがいもと小麦粉を練って作るイタリアのパスタ料理。
ここでは冷凍しておいた、かぼちゃのピュレをじゃがいもの代わりに使います。
かぼちゃの自然な甘さとクリームチーズソースの塩けの絶妙なハーモニー。

材料 (1人分)

生地
ⓐ
- かぼちゃのピュレ…60g
- マヨネーズ…6g
- 薄力粉…15g
- 塩…ひとつまみ
- こしょう…少々
- ナツメグ…少々

打ち粉(強力粉)…適量

ソース
ⓑ
- 生クリーム…50cc
- 粉チーズ…大さじ1
- セージの葉…3枚
  (ドライでも可。2枚はトッピング用)

黒こしょう…少々

作り方

1. かぼちゃのピュレを用意する(作り方は8ページ参照)。冷凍保存してある場合は、解凍する。
2. ソースを作る。フライパンにⓑを熱し、とろみがついたら、黒こしょうを加える。
3. 生地を作る。ⓐをボウルに入れて、生地がまとまるまでよく練る。まな板に薄く打ち粉をし、手にも粉をつける。生地を直径2cm幅の棒状に伸ばす。1cm長さに切り、フォークの背で軽く押さえ筋をつける。
4. 沸いた湯に1%量の塩(分量外)を入れ、生地を入れる。自然に浮いてきたら、さらに約1分ゆでる。
5. 網ですくって**2**に入れ、ソースをよく絡ませて器に盛り、セージの葉を添える。

Point
ニョッキの生地に筋をつけるとソースがよく絡む。

主食

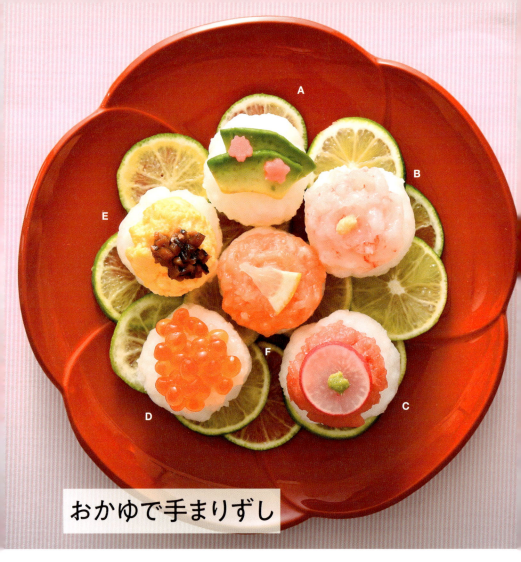

おかゆで手まりずし

どこから見てもかわいい手まりずしも、舌でスッとつぶせます。
水分の多いおかゆをまあるくまとめた秘密は、くず粉！
好みの具材をトッピングして、ハレの日にいかがでしょう。

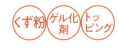

A　アボカド＋かぶの紅しょうが漬け　　D　ほたて＋イクラ
B　甘えび＋おろししょうが　　　　　　E　炒り卵＋しいたけの甘煮
C　まぐろ＋ラディッシュ＋おろしわさび　F　とろサーモン＋レモン

主食

材料（8個分）

すし飯
ご飯…100g
水…300cc
昆布…2×3cm
本くず粉…4g

すし酢
ⓐ 酢…10cc
　 砂糖…7g
　 塩…1.4g

6種の具
刺身（とろサーモン／まぐろ赤身／
　ほたて／甘えび）…各6g
イクラ…6g
アボカド…6g
レモン汁…適量

炒り卵…6g
ⓑ 溶き卵…適量
　 マヨネーズ…適量

しいたけの甘煮
しいたけ…1枚
ⓒ 砂糖…5cc
　 酒…5cc
　 みりん…5cc
　 しょうゆ…5cc
　 水…15cc

トッピング
レモン／ラディッシュ／おろしわさび／
　おろししょうが／
　かぶの紅しょうが漬け（作り方**9**参照）
　／スダチ…各適量

泡しょうゆ
ⓓ しょうゆ…3cc
　 水…12cc
　 ゲル化剤…0.2g

作り方

1 すし飯を作る。ご飯をゆでこぼし、さっと水洗いして鍋に戻す。水、昆布を加え弱火にかけ、舌でつぶせるくらいのやわらかさになるまで、20分を目安に煮る。途中、水が足りなければ適宜足す。
2 15分経ったら、昆布を取り出す。
3 水分がほとんどなくなり、ご飯がやわらかくなったら、ⓐと少量の水で溶いたくず粉を加え、へらで鍋底をかき混ぜながら加熱する。鍋底の筋が4〜5秒で消えるくらいになったら、鍋ごと水につけて冷ます。
4 **3**を8等分してラップに包み茶巾絞り（写真）にし、水につけて冷やしておく。

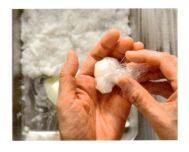

5 具を準備する。刺身は包丁で細かく叩く。
6 アボカドは薄くスライスし、レモン汁をかけ色止めする。
7 炒り卵を作る。溶き卵の1/6量のマヨネーズを混ぜ、中火で熱したフライパンに流し入れ、蓋をして火を止める。半熟状になったら、へらでかき混ぜる。
8 しいたけは細かいみじん切りにする。小鍋に入れてⓒを加え、汁けがなくなるまで煮る。
9 かぶは薄く切り、ゆでて花形に型抜きし、紅しょうがの漬け汁に1時間ほど漬けて着色する。
10 盛りつける。すし飯の上にそれぞれの具をふんわりのせ、トッピングをあしらう。皿にすし飯がつかないよう、香りづけに薄くスライスしたスダチを並べた上に手まりずしを並べる。
11 泡しょうゆを作る。ⓓを泡立つまでミキサーにかけ、添える。

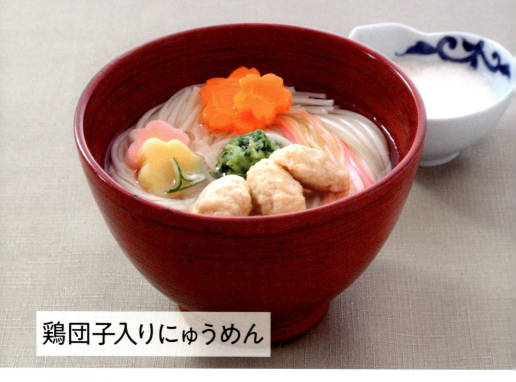

鶏団子入りにゅうめん

やわらかくゆでたにゅうめんは、ふわふわの鶏団子入り。
とろろ汁をつけながら食べると、麺がまとまって
飲み込みやすく、栄養も満点。

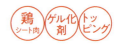

材料（1人分）

ひやむぎ（乾麺）
　…25g

麺つゆ
ⓐ だし…250cc
　薄口しょうゆ
　　…小さじ1/3
　塩…1.5g
　みりん
　　…小さじ1/3

鶏シート肉の肉だね
　…30g
ゆでた白菜の葉…20g
ゲル化剤…0.1g
水…小さじ1

とろろ汁
やまといも…30g
だししょうゆ…小さじ1
水…25cc

トッピング
花麩…2枚
飾りにんじん…2枚
松葉ゆず…適量

作り方

1 ひやむぎは30分を目安に、舌でつぶせるやわらかさになるまで、たっぷりの湯でゆでる。流水でもみ洗いし、水けを切る。

2 鍋にⓐを煮立てて麺つゆを作る。

3 やまといもは皮をむき、すりおろす。だししょうゆと水を混ぜ、器に入れる。

4 鶏シート肉の肉だね30gで鶏団子を3個作る（作り方は12ページ参照）。肉だねまたは鶏団子を冷凍保存してある場合は、解凍する。

5 白菜を細かく刻み、ゲル化剤と水を加えミキサーにかける。ゲル化剤が全体になじむまで2分置いて再度撹拌し、バラけないように寄せる。

6 花麩は水に戻し、にんじんはやわらかくゆでて、花形に型抜きする。ゆずの皮で松葉ゆずを作る。

7 椀に1を盛り、2を入れる。4、5、6をのせ、3を添える。

主食

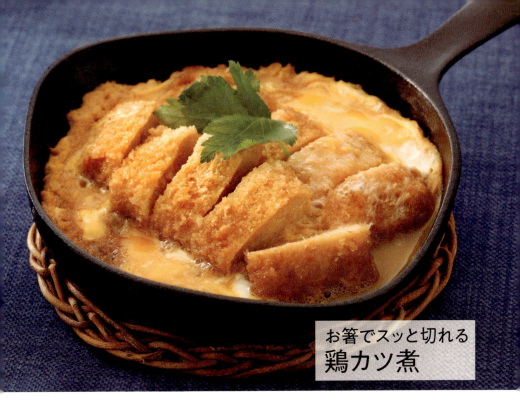

お箸でスッと切れる 鶏カツ煮

やわらかい鶏シート肉をミルフィーユのように重ね、油で揚げたカツを、ご飯がすすむ甘辛い煮汁と卵でとじました。
お箸でスッと切れる、ボリューム満点のおかずです。カツ丼にもどうぞ。

材料（1〜2人分）

鶏シート肉の肉だね…200g

衣
小麦粉…適量
溶き卵…適量
細かいパン粉…適量

揚げ油…適量

卵液
ⓐ　卵…1個
　　マヨネーズ…3g
　　水…15cc
　　片栗粉…小さじ1

トッピング
みつ葉…適量

煮汁
だし…75cc
ⓑ　しょうゆ…大さじ1と1/2
　　みりん…大さじ1と1/2
　　砂糖…大さじ3/4
　　酒…大さじ3/4

作り方

1 鶏シート肉の肉だねを用意する（作り方は12ページ参照）。ラップに100gをのせ、7×15cmの大きさに包み、600Wの電子レンジで1分40秒加熱し、そのまま冷ます。残りの肉だねも同様にする。シート肉を冷凍保存してある場合は、凍ったまま2枚重ねてラップで包み直し、600Wの電子レンジで約3分加熱し、そのまま冷ます。肉だねを冷凍保存してある場合は、解凍する。

2 **1**に小麦粉、溶き卵、パン粉の順につけ、180度の油でさっと揚げる。

3 フライパンにⓑを煮立て、**2**を入れてさっと煮る。

4 **3**によく溶いたⓐを全体に回しかけ、蓋をして30〜40秒おく。

5 器に**4**を盛りつけ、みつ葉を添える。

主菜

ふわふわ鶏唐揚げ

子供から大人まで、お弁当のおかず人気ナンバーワンは鶏の唐揚げ！
鶏シート肉の肉だねに、しょうゆとしょうがで下味をつけ、片栗粉をまぶして揚げれば、
外はカラリ、中はしっとり、ふんわりとした唐揚げのでき上がり。

材料（5個分）

鶏シート肉の肉だね…約100g

つけじょうゆ
ⓐ しょうゆ…10cc
　おろししょうが…2g

片栗粉…適量
揚げ油…適量

トッピング
サラダセロリ…適宜
スダチ…適量

作り方

1. 鶏シート肉の肉だねを用意する（作り方は12ページ参照）。冷凍保存してある場合は、解凍する。
2. 鶏団子を5個作る。鍋に湯を沸かす。静かに沸いているところに、肉だねをカレースプーンですくってゆでる。浮いてきて50秒ほど経ったら、キッチンペーパーに取り水けを切る。
3. 小皿にⓐを混ぜ、2の表面にしっかりつけたら、すぐに片栗粉をまぶす。手で丸く成形し余分な粉をはたき、180度の油でさっと揚げる。
4. 皿に盛りつけ、トッピングを添える。

> **Point**
> 3で肉だねをつけじょうゆに長くつけると、中までしょうゆが染み込んで煮物のようになるため、時間をおかずにすぐ片栗粉をつける。

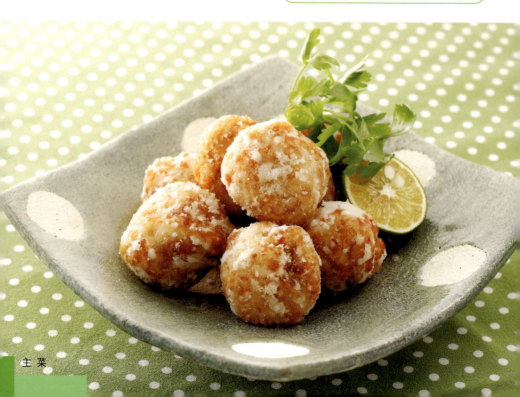

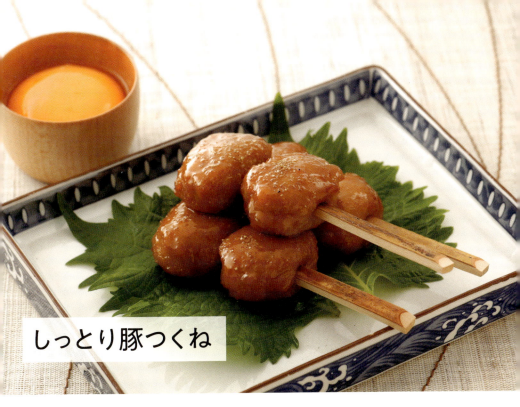

しっとり豚つくね

しっとりやわらかな豚シート肉で作るふわふわ豚団子。
甘辛のしょうゆダレを絡めれば、お酒の肴にもうれしいつくねに。
黄身をまとわせて、たまには居酒屋気分で。

材料（4本分）

豚シート肉の肉だね…約100g
しその葉（みじん切り）…1枚

タレ（作りやすい分量）
ⓐ
- 砂糖…大さじ1
- しょうゆ…大さじ2/3
- 酒…小さじ4
- みりん…小さじ4

卵黄…1〜2個分

トッピング
しその葉…2枚

作り方

1. 豚シート肉の肉だねを用意する（作り方は12ページ参照）。冷凍保存してある場合は、解凍する。
2. 1にしその葉を混ぜ、肉だねを8等分する。フライパンに置き、小さなへらで丸く形を整え、弱火にかける。
3. ⓐを混ぜて2に入れ、静かに煮立てる。つくねに火を通し、別皿に取り置く。
4. 3のタレを煮詰める。つくねを戻して煮絡め、串に刺して、しその葉を敷いた皿に盛りつける。卵黄を添える。

＊加熱しすぎると硬くなるので注意。
＊鶏シート肉の肉だねでもおいしく作れる。

主菜

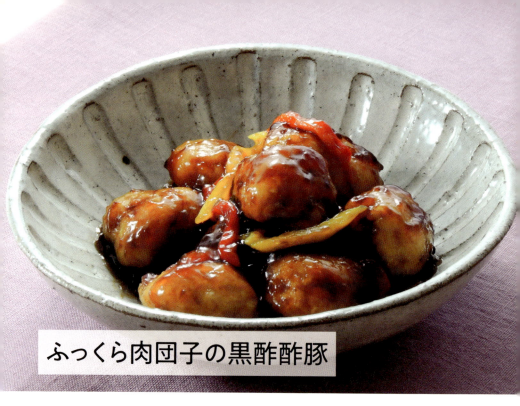

ふっくら肉団子の黒酢酢豚

ふわふわの酢豚をほおばると、口の中いっぱいに黒酢の香りが広がります。豚シート肉の肉だねを作りおき冷凍しておけば、肉団子にして甘酢だれを絡めるだけで、本格中華のでき上がり♪

材料（5個分）

豚シート肉の肉だね…約100g
片栗粉…適量
揚げ油…適量

黒酢あん
ⓐ
　水…80cc
　砂糖…大さじ4
　黒酢…大さじ2
　しょうゆ…大さじ2
　本くず粉…10g
パプリカ（赤・黄色）…各1/8個

作り方

1. 豚シート肉の肉だねを用意する（作り方は12ページ参照）。冷凍保存してある場合は、解凍する。
2. 豚団子を5個作る。鍋に湯を沸かす。静かに沸騰しているところに、肉だねをカレースプーンですくってゆでる。浮いてきて50秒ほど経ったら、キッチンペーパーに取り水けを切る。
3. パプリカはラップで包み、600Wの電子レンジで30秒加熱し、冷水に取り皮をむく。細切りにし、水からやわらかくなるまでゆでる。
4. 2に片栗粉をまぶす。手で丸く成形し余分な粉をはたき、180度の油でさっと揚げる。
5. 黒酢あんを作る。ⓐを鍋に入れ、よく溶かし弱火にかける。へらで絶えず混ぜる、透明なてりが出たら、3と4を入れて絡める。

主菜

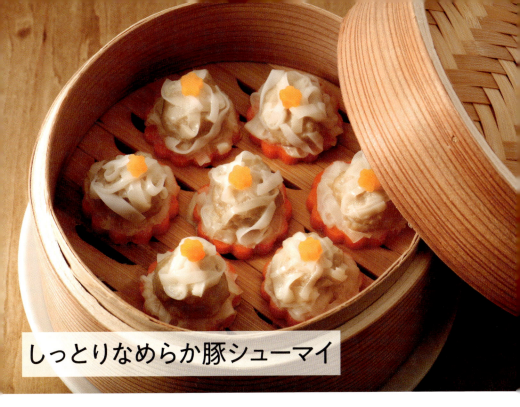

しっとりなめらか豚シューマイ

細切りにしてゆでたシューマイの皮は、時間がたってもしっとり。
蒸したての湯気、オイスターソースとしょうゆの風味が
食欲をそそり、お箸が止まりません。

材料（8個分）

- 豚シート肉の肉だね … 50g
- ⓐ
  - オイスターソース … 1g
  - しょうゆ … 1g
- シューマイの皮 … 8枚
- 和がらし … 適宜
- しょうゆ … 適宜
- にんじん … 適量

Point

にんじんの上にのせると、蒸し上がったあとセイロから取り出しやすい。

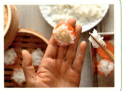

作り方

1. 豚シート肉の肉だねを用意する（作り方は12ページ参照）。冷凍保存してある場合は、解凍する。ⓐを混ぜておく。
2. にんじんは厚さ2〜3mmの花形の型抜きを9枚用意する。1枚はトッピング用に小さい花形に型抜きする。
3. シューマイの皮を3等分に切り、さらに約2mm幅の細切りにする。沸いた湯にほぐしながら入れ、約30秒ゆで、少量の水を張った皿にあける。
4. 1の肉だねを8等分する。2の上にシューマイの皮を少しのせ、肉だねを置き、残りの皮をのせる（写真）。トッピング用にんじんをのせて、せいろに並べる。
5. 鍋にたっぷりの湯を沸かし4をのせて蓋をする。充分に蒸気が上がっている状態で5分蒸す。
6. 好みでからしじょうゆやポン酢をつける。

主菜

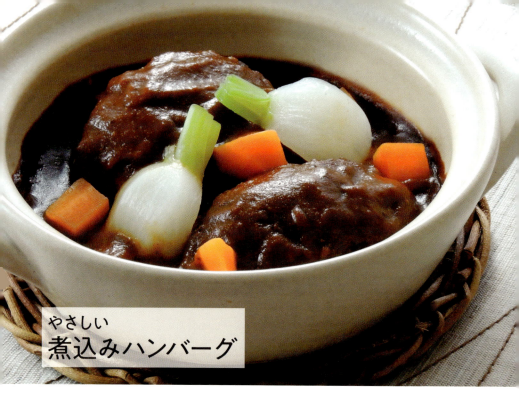

やさしい 煮込みハンバーグ

ふわふわ牛シート肉の肉だねで作る煮込みハンバーグ。
見た目は普通のハンバーグ。でも実は、ふんわりしっとり食感。
特製デミグラスソースで煮込めば、ボリューム満点な献立に。

材料 (1人分)

- 牛シート肉の肉だね…約100g
- ナツメグ… 少々
- サラダ油…小さじ1

ⓐ
- デミグラスソース（缶詰）…300g
- トマト水煮缶（ダイス状）…200g
- ミックスきのこのピュレ…30g

ⓐ
- あめ色玉ねぎ…50g
- 赤ワイン…50cc
- 練乳…大さじ1
- しょうゆ…小さじ1/2

- にんじん…20g
- かぶ…1個

作り方

1. 牛シート肉の肉だねを用意する（作り方は12ページ参照）。冷凍保存してある場合は、解凍する。ナツメグを混ぜて肉だねを2等分する。
2. フライパンを中火にかけ油を熱し、肉だねを置く。俵形に整え、弱火で両面に軽く焼き色をつける。
3. 別のフライパンにⓐを入れ、中火で約10分煮る。ミックスきのこのピュレとあめ色玉ねぎ（作り方は11ページ参照）を冷凍保存している場合は、解凍する。ない場合は、マッシュルーム50gと玉ねぎ100gを細かく刻んでよく炒めて使う。
4. かぶは皮をむき、くし形に切る。にんじんは皮をむき1cm角に切る。それぞれ、水からやわらかくなるまでゆでる。
5. 2に3のデミグラスソース50〜70ccを入れ、蓋をして約3〜4分煮る。途中、煮詰まるようならワインか水を少し足す。
6. 皿に5を盛り4を添える。

主菜

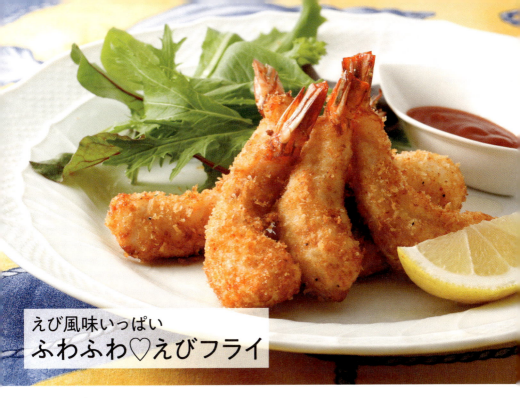

えび風味いっぱい
ふわふわ♡えびフライ

固形物を食べられないお子さんが、このえびフライを口にした時の笑顔。
その笑顔が忘れられず改良を重ねて、もっとふんわり、やわらかいえびすり身が完成。
干し桜えびの粉を混ぜたパン粉の香ばしい香りが食欲をそそります。

材料（4本分）
えびすり身…88g

衣
小麦粉…適量
溶き卵…適量
細かいパン粉…適量
干し桜えびの粉（作り方2参照）
　…パン粉の1/5量
揚げ油…適量

トッピング
ベビーリーフ…適宜
レモン…適宜
ケチャップ…適量

作り方

1. えびすり身で1本22gのえび形を4本作る。2本ずつを600Wの電子レンジで30秒加熱し、そのまま冷ます（作り方は13ページ参照）。えびすり身またはえび形を冷凍保存してある場合は、解凍する。
2. 干し桜えびをミルやフードプロセッサーで粉末にする。パン粉に対し1/5量を混ぜる。
3. 1に小麦粉、溶き卵、2の順につけ、180度の油でさっと揚げる。
4. 皿に盛りつけ、ベビーリーフとレモン、ケチャップを添える。

主菜

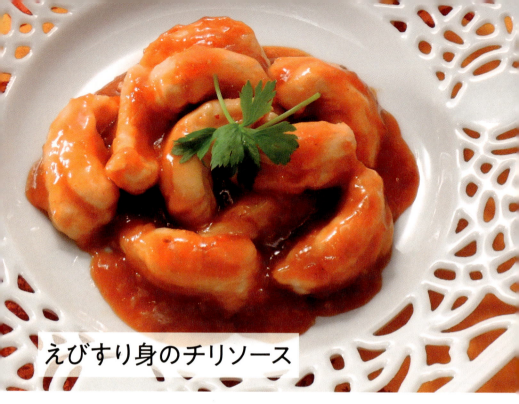

えびすり身のチリソース

辛味と酸味をおさえた自家製チリソースに、えびすり身で作るふわふわのえびを絡めれば、中華の定番えびチリの完成！

材料（1人分）

- えびすり身…80g

チリソース
- ⓐ
  - にんにく（みじん切り）…小さじ1/2
  - しょうが（みじん切り）…小さじ1/2
  - 玉ねぎ（みじん切り）…小さじ1/2
- 豆板醤…小さじ1/4
- ⓑ
  - 鶏ガラスープの素…小さじ1/4
  - 水…50cc
  - ケチャップ…小さじ2
  - 砂糖…小さじ1
  - 蜂蜜…小さじ1
  - 酒…小さじ1
- ⓒ
  - 片栗粉…小さじ1
  - 水…小さじ2
- サラダ油…少々
- ごま油…少々
- パクチー…適宜

作り方

1. えびすり身を作り、1本8gのえび形を10本成形する（作り方は13ページ参照）。600Wの電子レンジで5本ずつ約25秒加熱する。えびすり身またはえび形を冷凍保存してある場合は、解凍する。
2. チリソースを作る。ⓐをごく細かいみじん切りにし、サラダ油少々で香りが出るまで炒め、豆板醤を加えてさらに炒める。
3. 2にⓑを加え、煮立てる。
4. 3に1を加えてひと煮立ちさせ、ⓒを混ぜてから加え、とろみをつける。ごま油少々で香りづけする。
5. 皿に盛りつけ、パクチーを添える。

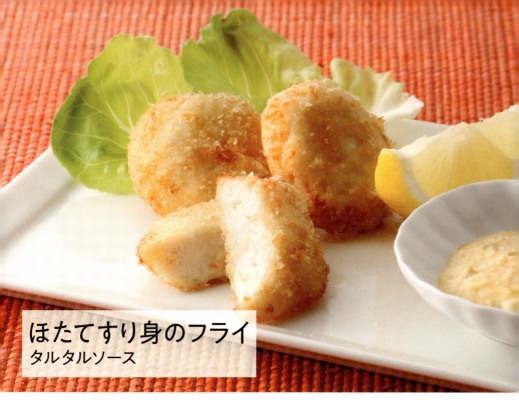

ほたてすり身のフライ
タルタルソース

ほたてのうま味がぎゅっと詰まったほたてすり身が、細かいパン粉でふんわりとやさしい食感に揚がります。自家製タルタルソースを添えて召し上がれ。

材料 (1人分)

- ほたてすり身…66g

揚げ衣
- 小麦粉…適量
- 溶き卵…適量
- 細かいパン粉…適量

- 揚げ油…適量

タルタルソース
- ⓐ
  - 固ゆで卵…1/4個
  - ピクルス…3g
  - 玉ねぎ…3g
  - パセリ…少々
- ⓑ
  - マヨネーズ…10g
  - マスタード…3g
  - 練乳…2g
  - ウスターソース…2滴

トッピング
- レモン…適宜
- レタス…適宜

作り方

1. ほたてすり身で1個22gのほたて形を3個作る(作り方は13ページ参照)。ほたて形を冷凍保存してある場合は、解凍する。
2. タルタルソースを作る。ⓐを細かく刻みⓑを混ぜる。
3. 1に小麦粉、溶き卵、パン粉の順に衣をつけ、180度の油でさっと揚げる。
4. 皿に3を盛りつけ、2とレモン、レタスを適宜添える。

主菜

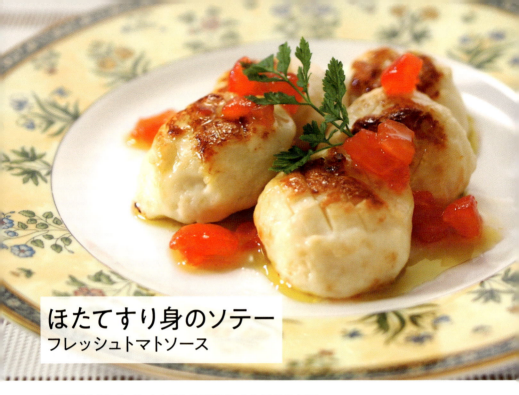

ほたてすり身のソテー
フレッシュトマトソース

切り込みを入れてソテーしたほたてすり身は、ふんわりとやわらか。
オリーブ油の香りとフレッシュトマトソースの鮮やかな赤が、
五感を刺激して、さらに食欲を誘います。

材料（1人分）

ほたてすり身…110g
サラダ油…適量

フレッシュトマトソース
フルーツトマト…30g
ⓐ ┃ 塩…ひとつまみ
　 ┃ こしょう…少々
　 ┃ オリーブ油…大さじ1

トッピング
チャービルの葉…適宜

作り方

1 ほたてすり身で1個22gのほたて形を4〜5個作る（作り方は13ページ参照）。ほたて形を冷凍保存してある場合は、解凍する。
2 1の片面に浅く格子状の切り込みを入れる。
3 ソースを作る。トマトの中央に浅く十字の切り込みを入れる。熱湯に約10秒くぐらせ冷水に取り、皮をむく。ヨコ半分に切り、ティースプーンでタネを取り除いて1cm角に切り、ⓐを混ぜる。
4 フライパンを中火にかけ油を熱し、2を格子目を下にして入れる。両面を約1分ずつソテーし、焼き色をつける。
5 皿に4を盛りつけ、3をかけ、チャービルの葉を添える。

主菜

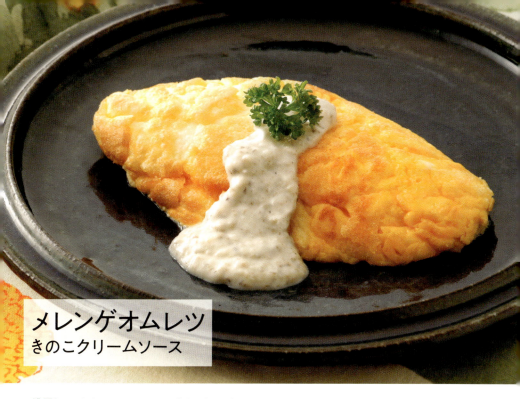

メレンゲオムレツ
きのこクリームソース

濃厚きのこクリームソースで、いつもよりちょっとリッチに。
ふわふわの秘密は、しっかりと泡立てたメレンゲにあります。
マヨネーズを入れると焼いても硬くならず、ヨーグルトでなめらか食感。

材料（1人分）

- 卵白…1個分
- ⓐ
  - 卵黄…1個分
  - マヨネーズ…6g
  - 生クリーム…6g
  - ヨーグルト…6g
  - こしょう…少々
- サラダ油…小さじ2
- 塩…適量

トッピング
- パセリ…適宜

きのこクリームソース
- ⓑ
  - ホワイトソース（市販品）…15g
  - ミックスきのこのピュレ…40g
  - 生クリーム…15cc
  - 牛乳…20cc

作り方

1. ソースを作る。ミックスきのこのピュレを用意する（作り方は11ページ参照）。冷凍保存してある場合は、解凍する。フライパンにⓑを入れて加熱し、適度な濃度がついたら、塩で調味する。
2. 卵白を泡立てしっかりとしたメレンゲを作り、ⓐを混ぜたボウルに、へらで切るように混ぜる。
3. フライパンを中火にかけ、油を熱し2を入れる。油を取り込むようへらを大きく動かし、混ぜる。全体にまとまったらへらで向こう側に寄せ、手前に返して形を整える。
4. 皿に3を盛り1をかけ、パセリを添える。

Point

自家製ホワイトソース
材料 小麦粉…20g／無塩バター…20g／牛乳…200cc／塩…2g
フライパンにバターを溶かし、小麦粉を弱火で炒める。表面に細かい泡が出て、さらっとした感触になったら、牛乳を入れ泡立て器で混ぜる。火を強め、煮立ったら塩を加える。小分け冷凍すると便利。

主菜

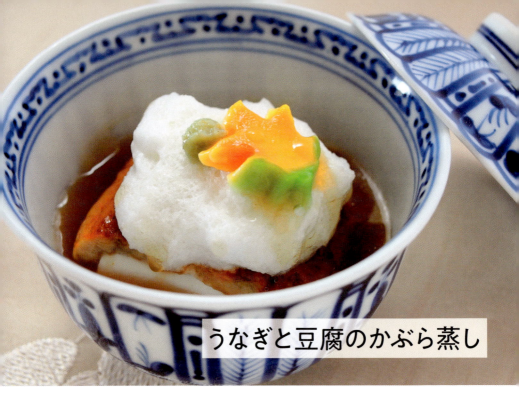

うなぎと豆腐のかぶら蒸し

すりおろしたかぶの衣は、真白い綿帽子のよう。
うなぎと絹豆腐にのせて蒸し上げました。
うなぎは、皮を除けばふっくらやわらかで飲み込みやすいです。

材料（1人分）

うなぎの蒲焼き（皮を除く）…16g
酒…少々

絹豆腐…40g（厚み4cm）
かぶ（皮を除く）…20g
卵白…3g
生麩…1枚
塩…少々

あん
ⓐ　だし…50cc
　　薄口しょうゆ…小さじ1/2
　　みりん…小さじ1/2
　　酒…小さじ1/2
　　本くず粉…3g

おろしわさび…適宜

作り方

1 あんを作る。ⓐを鍋に入れ、くず粉が完全に溶けるまでよく混ぜ、弱火にかける。とろみがつくまでへらで混ぜる。
2 かぶはすりおろし、ざるで水けを切る。
3 生麩は沸いた湯で軽くゆでて、小皿に取り置く。
4 卵白を七分立てに泡立て、2と塩少々を混ぜる。
5 うなぎをさっと水洗いする。身をやわらかくするために、酒をかけて5分置く。
6 器に豆腐を置き、5、4の順でのせ蓋をする。充分に蒸気が上がった蒸し器で約5分蒸す。
7 6に1のあんをかけ、3とわさびを添える。

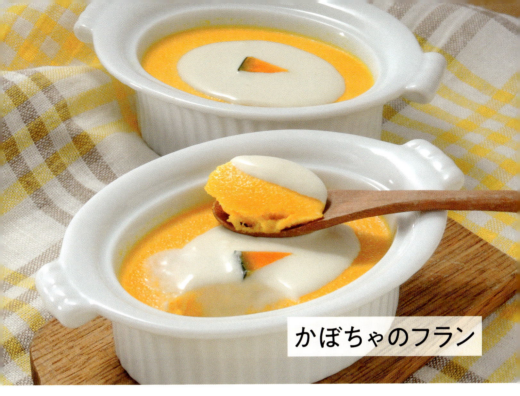

かぼちゃのフラン

野菜
ピュレ

フランはフランスの家庭料理。でも、作り方はとっても簡単。
かぼちゃのピュレに栄養価の高い卵や牛乳を合わせて、蒸し器で蒸すだけ。
なめらかで、やさしい甘みが口中に広がる洋風茶碗蒸しは、もう止まらないおいしさ！

材料（プリン型2〜3個分）

フラン生地
かぼちゃのピュレ
　（作り方は8ページ参照）…50g
ⓐ
　卵…50g
　生クリーム…50cc
　牛乳…50cc
　鶏ガラスープの素…小さじ1/2強

ソース
ⓑ
　クリームチーズ…15g
　牛乳…10cc

トッピング
ゆでたかぼちゃ…少量

無塩バター…適量

作り方

1 フラン生地を作る。かぼちゃのピュレ（冷凍は室温に戻す）を用意し、ⓐをよく混ぜ、裏ごす。
2 プリン型の内側にバターをごく薄く塗り、1を八分目まで注ぎ入れる。
3 充分に蒸気が上がった蒸し器に2を間隔をあけて並べる（器の蓋はしない）。蒸し器の上に菜箸を2本渡し、すき間を作って蓋をする。最初は強火で3分加熱する。弱火（蒸気が静かに上がる程度）にして15〜20分加熱する。竹串を刺して何もついてこなければ火を止める。蓋をして3分蒸らす。
4 ⓑを耐熱容器に入れ、600Wの電子レンジで20秒加熱してよく混ぜ、茶こしでこす。
5 3に4をかけ、ゆでたかぼちゃを好みの形に切り、添える。

＊冷たく冷やしてもおいしい。

副菜

オレンジ風味の
かぼちゃのサラダ

オレンジの風味がさわやかで、甘くてクリーミーなかぼちゃのサラダ。
かぼちゃのピュレにクリームチーズとオレンジジュースを合わせて。
いつもとひと味ちがうサラダは、あとを引くおいしさです。

材料（1〜2人分）

- かぼちゃのピュレ…100g
- ⓐ クリームチーズ…20g
  マヨネーズ…10g
- オレンジジュース…15〜30cc
- 塩…適宜

作り方

1. クリームチーズとオレンジジュースを常温に戻す。
2. かぼちゃのピュレを用意する（作り方は8ページ参照）。冷凍保存してある場合は、常温に戻す。
3. 2にⓐをへらで切るように混ぜ、全体をよくなじませる。
4. 3にオレンジジュースを少しずつ混ぜる。なめらかさを確かめながら、分量は加減する。
5. 塩で調味し、器に盛りつける。

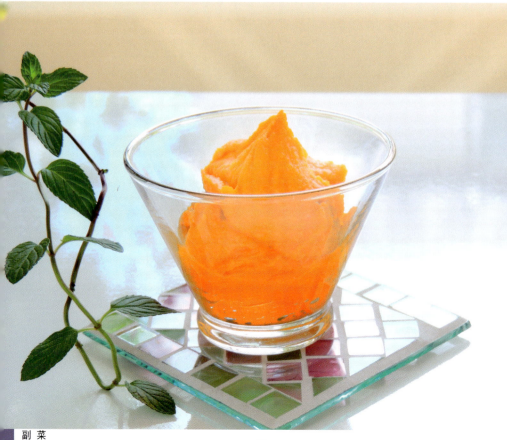

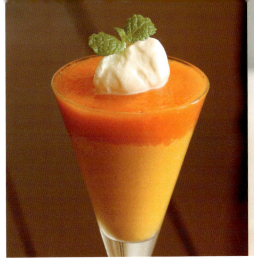
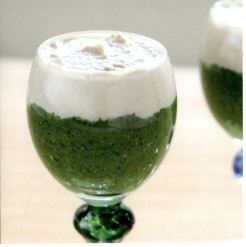

にんじんのムース

にんじんのピュレにホイップクリームを合わせたおかずになる、やさしい味わいのムースです。
にんじんが苦手な方も好きになれるかも！

材料 (グラス1個分) ― 野菜ピュレ／ゲル化剤／トッピング

にんじんのピュレ
  (作り方は10ページ参照)…40g
ⓐ 鶏ガラスープの素…小さじ4/5
  水…20cc
  ゲル化剤…0.6g
生クリーム…20cc

にんじんのジュレ
  にんじんのピュレ…40g
ⓑ 水…20cc
  ゲル化剤…0.6g

トッピング
ミントの葉、ホイップクリーム…各適宜

作り方

1. にんじんのピュレ (冷凍は解凍する) を用意し、ⓐを混ぜミキサーで20秒撹拌し2分以上置く。
2. 八分立てに泡立てた生クリームを、1にへらで切るように混ぜる。
3. ⓑを混ぜミキサーで20秒撹拌する。
4. グラスに2、3の順に入れ、トッピングを添える。

ほうれんそうムースのなめらか豆腐ソース

ほうれんそうのピュレにホイップクリームを加え、とてもやわらかく、食べやすいムースに。
裏ごし豆腐に練りごまを混ぜたソースをトッピング。
なめらかで、栄養満点のひと品です。

材料 (小グラス2個分) ― 野菜ピュレ／ゲル化剤

ほうれんそうのピュレ
  (作り方は10ページ参照)…40g
ⓐ 鶏ガラスープの素…小さじ4/5
  水…20cc
  ゲル化剤…0.6g
生クリーム…20cc

ソース
絹豆腐 (軽く水切り)…50g
  練りごま…大さじ1/2
ⓑ 砂糖…小さじ1
  塩…少々

作り方

1. ほうれんそうのピュレ (冷凍は解凍する) を用意し、ⓐを混ぜミキサーで20秒撹拌し2分以上置く。
2. 八分立てに泡立てた生クリームを、1にへらで切るように混ぜる。
3. 豆腐を裏ごし、ⓑを混ぜソースを作る。
4. グラスに2を入れ平らにし、3を入れる。

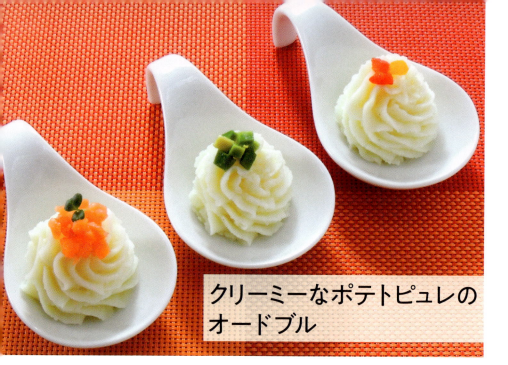

クリーミーなポテトピュレのオードブル

フランス料理で肉や魚料理のつけ合わせにもなるポテトピュレ。
バターの香りとコク、なめらかな舌触りが絶品です。
ホームパーティーのオードブルにも。

材料（レンゲ3〜4個分）

じゃがいものピュレ…100g

ⓐ
- 無塩バター…10g
- 牛乳…50cc
- 塩…1g
- こしょう…少々

トッピング

- スモークサーモン… 6g
- カイワレ…適量
- アボカド…6g
- パプリカ…適量

作り方

1. じゃがいものピュレを用意する（作り方は8ページの「かぼちゃのピュレ」参照）。冷凍保存してある場合は、解凍する。なめらかになるよう裏ごし器でこす。
2. 鍋に1とⓐを入れ弱火にかける。ぽってりとするまでへらで混ぜながら加熱し、人肌に冷ます。
3. 絞り出し袋に星型の口金をセットし、2を入れる。レンゲに山形に絞り出す。
4. スモークサーモンを包丁で細かく刻み、3の1つに盛りつけカイワレを添える。アボカドを細かく刻み、レモン汁（分量外）で色止めし盛りつける。パプリカはやわらかく加熱し、5mm角に刻んで添える。（作り方は28ページの3参照）

Point

絞り出し袋をコップにセットし、袋の口をコップの外に折り返し固定するとピュレを入れやすい。

副菜

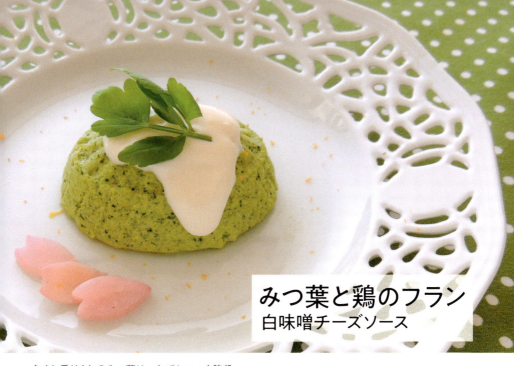

みつ葉と鶏のフラン
白味噌チーズソース

色よし香りよしのみつ葉は、なぜかいつも脇役。
みつ葉が主役のフラン（洋風茶碗蒸し）を作ってみました。
みつ葉の香りがふわっと広がり、クリーミーなソースとの相性も抜群です。

材料（プリン型3〜4個分）

ⓐ
- 卵…50g
- 生クリーム…50cc
- 牛乳…50cc

ⓑ
- 鶏ガラスープの素…小さじ1
- 水…5cc

- 無塩バター…適量
- ゆでたみつ葉（下記参照）…50g
- サラダチキン（市販品）…30g

ソース
- クリームチーズ…18g
- 西京味噌…6g
- 牛乳…8cc

トッピング
- かぶ、紅しょうがの漬け汁、イタリアンパセリ、ゆずの皮…各適宜

作り方

1 ⓐをよく混ぜる。
2 ⓑを600Wの電子レンジで10秒加熱して溶かす。
3 サラダチキンは細かく刻み、みつ葉はさっと塩ゆでして冷水に取り、粗く刻む。
4 1、2、3をミキサーにかけ、プリン型の内側にバターを薄く塗り、八分目まで注ぐ。
5 充分に蒸気が上がった蒸し器に4を間隔をあけて並べる（器の蓋はしない）。蒸し器の上に菜箸を2本渡し、すき間を作って蓋をする。最初は強火で3分加熱する。弱火（蒸気が静かに上がる程度）にして15〜20分加熱する。竹串を刺して何もついてこなければ火を止める。蓋をして3分蒸らす。熱いうちに型からはずし、皿に盛る。
6 クリームチーズを600Wの電子レンジで8秒加熱し、西京味噌と牛乳を混ぜ、茶こしでこす。
7 5に6のソースをかける。
8 かぶをやわらかくゆでて型抜きし、紅しょうがの漬け汁に漬けて着色したもの、イタリアンパセリをあしらう。ゆずの皮をすりおろして散らす。

副菜

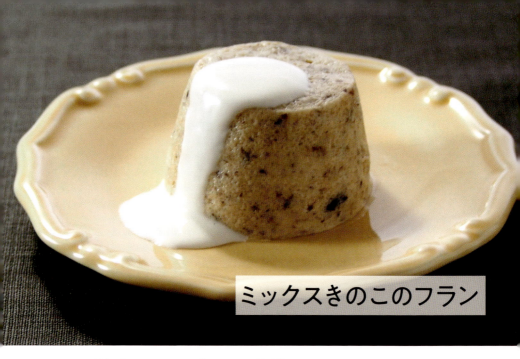

ミックスきのこのフラン

フランは、卵液に好みの具を入れて蒸した洋風の茶碗蒸し。
ミックスきのこのピュレが主役のフランは、
きのこのうま味と風味がぎゅっと詰まった超リッチなお味。

材料（プリン型3〜4個分）

- ミックスきのこのピュレ…90g
- あめ色玉ねぎ…15g
- ⓐ
  - 卵…50g
  - 生クリーム…50cc
  - 牛乳…50cc
  - 鶏ガラスープの素…小さじ1
- 無塩バター…適宜
- ⓑ
  - クリームチーズ…15g
  - 牛乳…10cc

作り方

1 ミックスきのこのピュレとあめ色玉ねぎを用意する（作り方は11ページ参照）。冷凍保存してある場合は、解凍する。

2 ⓐをよく混ぜ、茶こしまたは目の細かいこし器でこし、**1**を混ぜる。

3 プリン型の内側にバターを薄く塗り、**2**を八分目まで注ぎ入れる。

4 充分に蒸気が上がった蒸し器に**3**を間隔をあけて並べる（器の蓋はしない）。蒸し器の上に菜箸を2本渡し、すき間を作って蓋をする。最初は強火で3分加熱する。弱火（蒸気が静かに上がる程度）にして15〜20分加熱する。竹串を刺して何もついてこなければ火を止める。蓋をして3分蒸らす。

5 **4**が熱いうちに逆さにして皿に取る。

6 ⓑを耐熱容器に入れる。600Wの電子レンジで20秒加熱しよく混ぜる。茶こしでこして、**5**にかける。

＊冷たく冷やしてもおいしい。

副菜

ふきとたけのこのゼリー
西京味噌ソース

ふきとたけのこの香りは、春の訪れを伝えてくれます。
介護食用のゲル化剤で、やわらかいゼリー状にまとめました。
西京味噌で作ったソースが風味を引き立てます。さあ、春をいただきましょう♪

材料 (容量50ccシリコンカップ2個分)

下ゆでしたふき…40g
ⓐ 濃いだし…20cc
　塩…少々
　薄口しょうゆ…小さじ1/4
　ゲル化剤…1g

下ゆでしたたけのこ…40g
ⓑ 濃いだし…20cc
　塩…少々
　薄口しょうゆ…小さじ1/4
　ゲル化剤…1g

ソース
ⓒ 西京味噌…70g
　酒…小さじ1
　みりん…大さじ1
　薄口しょうゆ…小さじ1弱
マヨネーズ…小さじ2

トッピング
イクラ、せりの葉、
かにのほぐし身、
さんしょうの葉、
おろししょうが…各適宜

作り方

1 ふきゼリーを作る。筋を取ったふきを細かく刻み、ⓐとともにミキサーにかけゲル化剤が全体になじむまで2分置く。もう一度ミキサーにかける。

2 たけのこゼリーを作る。下ゆでしたたけのこを細かく刻み、ⓑとともにミキサーにかけ2分置く。もう一度ミキサーにかける。

3 シリコンカップ2個に1を入れ2を重ね、2層のゼリーを作る。

4 ⓒを中火にかけ、へらでかき混ぜ、ツヤが出たら火からおろして冷ます。マヨネーズを混ぜる。

5 3をカップからはずし、皿に盛る。トッピングと4を添える。

＊ふきとたけのこは市販の水煮でもよい。

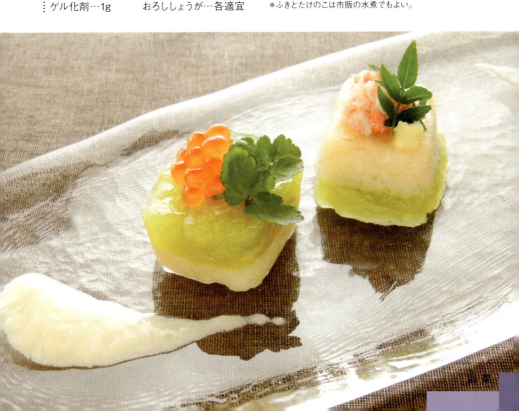

牛乳入りごま豆腐

ごま豆腐を手作りするのはたいへんそう？ いえいえ、とっても簡単。
材料を混ぜて数分加熱して水で冷やすだけ。
濃厚な味の秘密は"牛乳"です。

材料（容量60ccカップ2個分）

練りごま（白・黒いずれか）…20g
本くず粉…8g
牛乳…90cc
塩…少々
ⓐ 西京味噌…70g
　 薄口しょうゆ…小さじ1弱
　 酒…小さじ1
　 みりん…大さじ1
さんしょうの葉…適宜
おろしわさび…適宜
しょうゆ…適量

作り方

1 鍋にくず粉と牛乳を入れ、くず粉が完全に溶けるまでよく混ぜる。練りごまと塩を加え中火にかける。沸いたらへらで絶えずかき混ぜ、ツヤと粘りが出るまで2～3分加熱する。
2 1をすぐにカップに流し入れる。型の半分の高さまで冷水につけて、10～15分冷やし固める。
3 別の鍋にⓐを入れ弱火にかける。へらで混ぜながらツヤが出るまで加熱し、練り味噌を作る。
4 2を皿に盛り、3、さんしょうの葉とわさびを添える。わさびを添えた方はしょうゆをかける。

> **Point**
> ＊冷蔵庫に長時間入れると硬くなるので、冷やして食べたいときは、短い時間にとどめる。
> ＊練りごまの量はお好みで加減する。

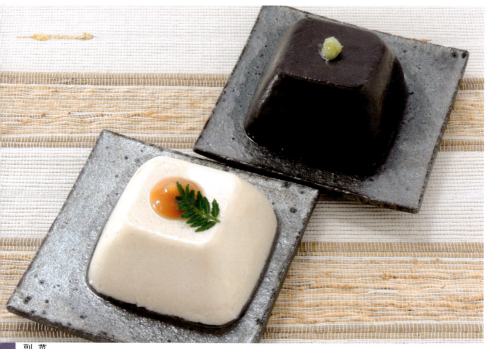

副菜

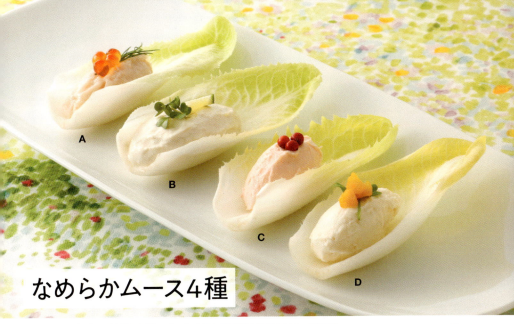

なめらかムース4種

生クリームやチーズを混ぜて作った、なめらかで口当たりのよいムースです。
ほたて、サーモン、生ハム、鶏ささみ、食欲をそそる見た目もごちそう。
チコリを器にホームパーティーのオードブルにもピッタリです‼

材料（3〜4人分）

A サーモンのムース
サーモンの刺身…40g
白ワイン…小さじ1
生クリーム…15cc
クリームチーズ…15g
レモン汁…2cc
塩・こしょう…各少々

B ほたてのムース
ほたての刺身…40g
白ワイン…小さじ1
生クリーム…15cc
クリームチーズ…20g
西京味噌…1g
レモン汁…2cc
こしょう…少々

C 生ハムのムース
生ハム…40g
生クリーム…40cc
こしょう…少々

ブランデー…小さじ1/4

D 鶏のムース
鶏ささみ…25g
生クリーム…25cc
クリーム チーズ…15g
レモン汁…3cc
塩・こしょう…各少々
マスタード…3g

トッピング…各適宜
A ディルとイクラ
B カイワレとスダチ
C ピンクこしょう
D 黄パプリカと
　イタリアンパセリ
　　…各適宜

チコリ…4枚

作り方

A サーモンを粗く刻み白ワインをふり、600Wの電子レンジで30秒加熱して冷ます。汁ごと他の材料とミキサーにかける。

B ほたてもサーモンと同様に。

C 生ハムを刻み、他の材料とミキサーにかける。

D 沸いた湯に1%量の塩を混ぜ、ささみ1本を入れて火を止め、蓋をして冷ます。冷めたら必要な分量を取り分け、他の材料とミキサーにかける。

1 パプリカをゆでる（作り方は28ページの**3**参照）。5mm角に切る。

2 4種のムースをチコリに盛り、トッピングを添える。

副菜

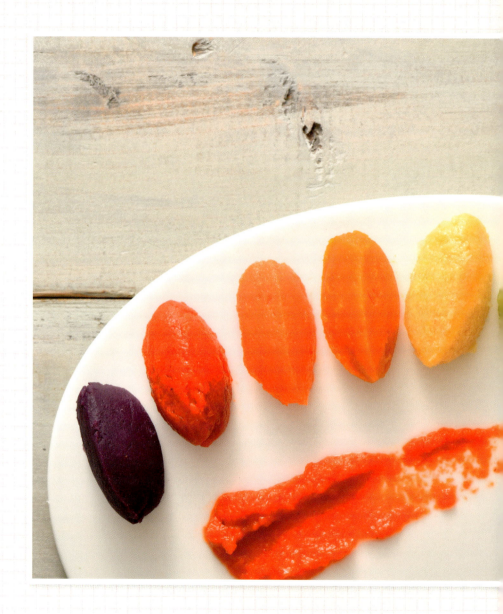

ピュレパレット

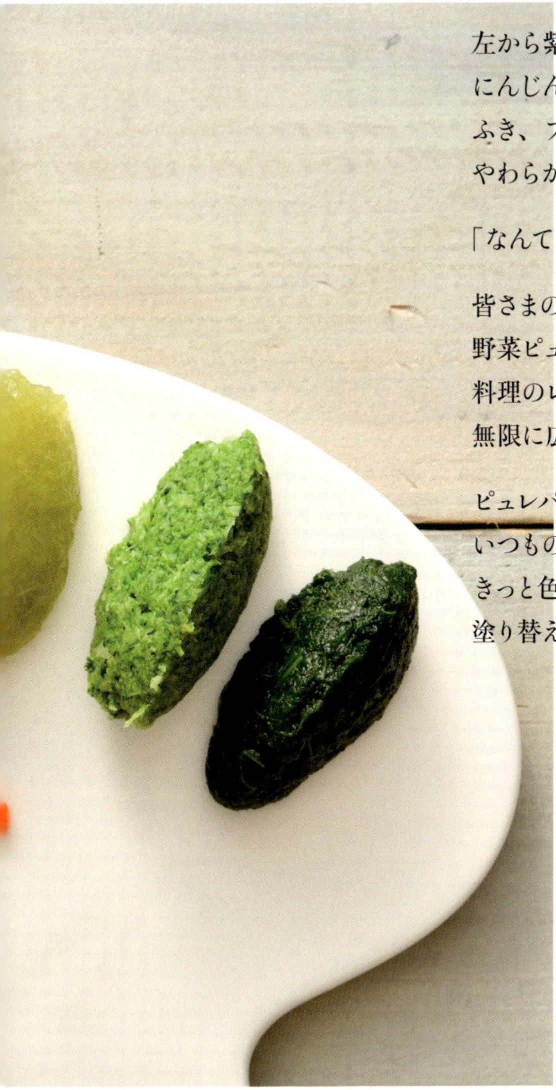

左から紫いも、赤パプリカ、
にんじん、かぼちゃ、とうもろこし、
ふき、ブロッコリー、ほうれんそう。
やわらかくゆでてすりつぶしたピュレ。

「なんてきれいな色。まるで絵の具みたい」

皆さまのアイデア次第で、
野菜ピュレを使った
料理のレパートリーは
無限に広がります。

ピュレパレットの野菜たちが、
いつもの食卓の風景を
きっと色とりどりに
塗り替えてくれます♪

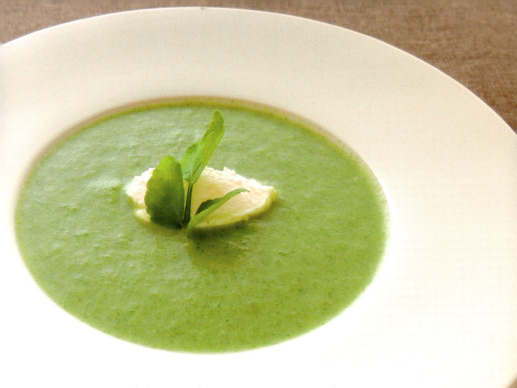

せりのポタージュ

新鮮なせりのほのかな苦味に「あ〜、春が来た」と、心もからだもゆるみます。
春だけに味わえるせりの風味をポタージュにして旬の滋養を。
目にも鮮やかな緑色が、家族で囲む食卓に春を呼び込みます。

材料（1人分）

せり…70g
新玉ねぎ…30g
じゃがいものピュレ…15g
鶏ガラスープの素…小さじ1
水…75cc
牛乳…25cc
生クリーム…75cc
塩…適宜

トッピング

ホイップクリーム…適宜
せりの葉…適宜

作り方

1 せりはよく洗い、沸いた湯で15〜20秒塩ゆでして冷水に取る。しばらく浸水させてあくを抜き、水けを絞って細かく刻む。
2 新玉ねぎは1.5cm角に切る。じゃがいものピュレを用意する（作り方は8ページの「かぼちゃのピュレ」参照）。冷凍の場合、凍ったまま使う。
3 耐熱容器に2、鶏ガラスープの素、水を入れ、600Wの電子レンジで4分加熱し、冷ます。
4 1と3をミキサーにかけ、牛乳と生クリームを混ぜる。温め直して塩で調味し、器に注ぐ。ホイップクリームとせりの葉を添えて。

Point
せりは日がたつと苦味が強くなるので、買ったらすぐに調理する。

汁物

たけのこのすり流し

繊維が多いたけのこも、ミキサーにかけて和風ポタージュに。
だしと西京味噌との相性が、のどごしをさらによくします。
木の芽味噌を添えると、おいしさがワンランクアップ！

野菜ピュレ

材料（1人分）

- 下ゆでしたたけのこ …100g
- 新玉ねぎ…30g
- じゃがいものピュレ…15g
- ⓐ
  - 濃いだし…120cc
  - 西京味噌…35g
  - 薄口しょうゆ…小さじ1/8
- 粉ざんしょう..適宜

木の芽味噌（作りやすい分量）
- ⓑ
  - 西京味噌…70g
  - 薄口しょうゆ…小さじ1弱
  - 酒…小さじ1
  - みりん…大さじ1
- 木の芽…適量

作り方

1. たけのこ、玉ねぎは1.5cm角に切り、耐熱容器に入れ、600Wの電子レンジで4分加熱する。
2. じゃがいものピュレを用意する（作り方は8ページの「かぼちゃのピュレ」参照）。冷凍保存してある場合は、解凍する。
3. 1、2、ⓐを混ぜてミキサーにかける。温め直して粉ざんしょうを混ぜ、器に注ぐ。
4. 木の芽味噌を作る。ⓑを鍋に入れて弱火にかけ、ツヤが出るまで練り、そのまま冷まし、すり鉢ですった木の芽を加える。お好みで添えて。

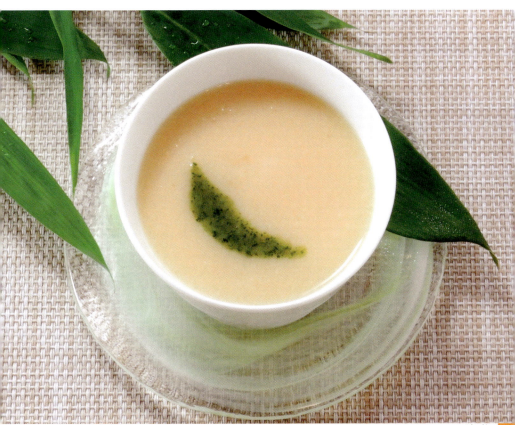

新ごぼうのポタージュ

香りがよくやわらかな新ごぼうが味わえるのは、
春から初夏の限られた時期だけ。
新ごぼうとじゃがいものピュレをミキサーにかけた
ポタージュは、季節を感じる一品です。

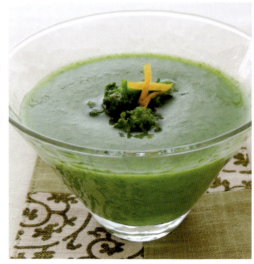

材料（1人分） 〔野菜ピュレ〕〔トッピング〕

- 新ごぼう…40g
- 新玉ねぎ…15g
- じゃがいものピュレ…15g
- ⓐ 水…75cc
  - 鶏ガラスープの素…小さじ1/2
  - 西京味噌…5g
  - 薄口しょうゆ…1g
- ⓑ 牛乳…10cc
  - 生クリーム…7.5cc

トッピング
- ごぼう…適量
- 揚げ油…適量

作り方

1. じゃがいものピュレを用意する（作り方は8ページ「かぼちゃのピュレ」参照）。冷凍保存してある場合は、解凍する。
2. 新ごぼうは薄い小口切りに、新玉ねぎは粗みじん切りにして耐熱容器に入れ、水大さじ4を入れ、600Wの電子レンジで約10分加熱する。
3. トッピング用のごぼうをピーラーで薄くむき、中温の油できつね色になるまで素揚げして油を切る。
4. 1、2、ⓐをミキサーにかける。
5. 4を温め直してⓑを混ぜる。器に注ぎ、3を添える。

菜の花のすり流し

「すり流し」は野菜や豆腐、魚介などをすりつぶして、
だしでのばした汁物のこと。ゆでた菜の花と和風だし、
西京味噌をミキサーにかけるだけで、
食欲をそそる味わいに。春を丸ごと召し上がれ。

材料（1人分） 〔野菜ピュレ〕〔トッピング〕

- ゆでた菜の花（下記参照）…30g
- 新玉ねぎ…15g
- じゃがいものピュレ…15g
- 濃いだし…100cc
- 西京味噌…13g
- 塩…少々

トッピング
- ゆずの皮…適宜

作り方

1. じゃがいものピュレを用意する（作り方は8ページ「かぼちゃのピュレ」参照）。冷凍保存してある場合は、凍ったまま使う。
2. 新玉ねぎは1.5cm角に切る。
3. 菜の花は塩ゆでして冷水に取る。軽く絞ってから粗く刻む。トッピング用に穂先を残す。
4. 耐熱容器に1、2、だしを入れ、600Wの電子レンジで約4分加熱する。
5. 3、4、西京味噌をミキサーにかける。
6. 5を温め直して、塩で調味し、器に注ぐ。穂先とゆずの皮を飾る。

*冷たく冷やしてもおいしい。

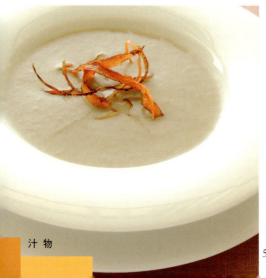

汁物

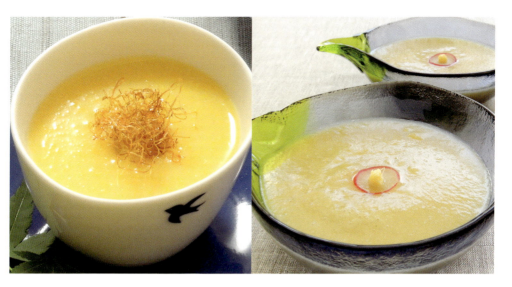

とうもろこしのすり流し

甘いっ!! 加熱した野菜をミキサーにかけると、
その自然の甘さに驚きます。
ご飯のでんぷんがとろみづけに。
すり流しで存分にお楽しみいただけます。

材料（1人分）

とうもろこしの粒…80g
ご飯…20g
だし…200cc
西京味噌…13g
塩…適宜

トッピング

とうもろこしのひげ、揚げ油…各適量

作り方

1 とうもろこしの実を包丁で削り取る。
2 鍋に1、ご飯、だしを入れ強火にかける。沸いたら弱火にして、とうもろこしがやわらかくなるまで約15分煮て、西京味噌を混ぜ、塩で調味する。
3 2をミキサーにかける。とうもろこしの粒が見えなくなるまで撹拌し、こし器でこす。
4 とうもろこしのひげを油でさっと素揚げにする。
5 3を温め直して器に注ぎ、4を添える。
　＊冷たく冷やしてもおいしい。

焼きなすのすり流し

食欲のない夏には、
冷たく冷やした焼きなすがごちそうですね。
焼きなすのすり流しは香ばしい香りが
食欲をそそる一品です。

材料（1人分）

焼きなす…2本（120g）
だし…150cc
西京味噌…大さじ1強（20g）

トッピング

ラディッシュ…1個
おろししょうが…適量

作り方

1 なすのへたの下に包丁をあて、ぐるりと浅く切れ目を入れ、がくを切り落とす。縦に1.5cm幅の包丁目を浅く入れる。
2 1を焼き網にのせ、強火で全体をこんがり焼く。包丁目を入れたところに楊枝を差し込むかピンセットで身から皮を外す。へたを切り落とし、横4等分くらいに切る。
3 2のなすとだし、西京味噌をミキサーにかけ器に注ぎ、冷蔵庫で冷やす。
4 ラディッシュを薄くスライスし、おろししょうがをのせ3に添える。

汁物

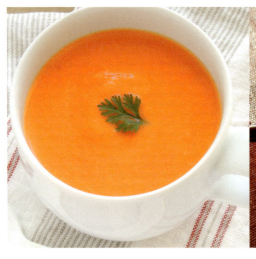
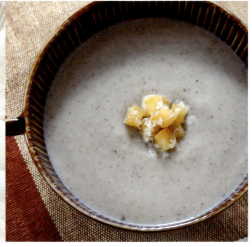

にんじんのポタージュ

小分け冷凍保存しておいたにんじんのピュレを使って、あっという間に栄養満点のポタージュのでき上がり！じゃがいものピュレでとろみを、あめ色玉ねぎでコクがアップします。

材料（1人分） 　　　　　　　　　　　【野菜ピュレ】【トッピング】

にんじんのピュレ
　…120g
じゃがいものピュレ
　…30g
あめ色玉ねぎ…15g
ⓐ 鶏ガラスープの素
　　…大さじ3/4
　水…150cc
　ローリエ…1/2枚

ⓐ 塩、こしょう
　　…各適宜
牛乳…50cc
生クリーム…15cc

トッピング
チャービルの葉…適宜

作り方

1. にんじんとじゃがいものピュレ、あめ色玉ねぎを用意する（作り方は8〜11ページ参照）。冷凍の場合、凍ったまま使う。
2. 耐熱容器に1とⓐを入れ、600Wの電子レンジで約5分加熱する。
3. 2に牛乳と生クリームを加え、塩とこしょうで調味し、裏ごし器でこす。
4. 3を温め直し、器に注ぎ、チャービルの葉を添える。

＊冷たく冷やしてもおいしい。

ミックスきのこのポタージュ

小分け冷凍保存しておいたミックスきのこのピュレで作ったポタージュ。きのこの風味とうま味が詰まった贅沢な一品。麩のクルトンがアクセントに。

材料（2人分） 　　　　　　　　　　　【野菜ピュレ】【トッピング】

ミックスきのこのピュレ
　…120g
じゃがいものピュレ
　…40g
あめ色玉ねぎ…20g
ⓐ 鶏ガラスープの素
　　…大さじ3/4
　水…150cc
　ローリエ…1枚

牛乳…50cc
生クリーム…15cc

トッピング
麩と粉チーズ…各適量
揚げ油…適量

作り方

1. じゃがいものピュレ、ミックスきのこのピュレ、あめ色玉ねぎ（作り方は8、11ページ参照）を用意する。冷凍の場合、凍ったまま使う。
2. 麩を7mm角に切り、180度の油でさっと揚げて油を切り、粉チーズをまぶす。
3. 耐熱容器に1とⓐを入れ、600Wの電子レンジで約5分加熱する。
4. 3のローリエを取り除き、牛乳と生クリームを加えミキサーにかけ温め直す。
5. 器に注ぎ、2のクルトンを添える。

汁物

かぼちゃのポタージュ

かぼちゃの自然な甘みが、口いっぱいに広がる栄養満点な一品。
かぼちゃのピュレに鶏ガラスープを加えて温めるだけ。
牛乳と生クリームが、濃厚でまろやかに仕上げます。

材料（2人分）

かぼちゃのピュレ…150g
あめ色玉ねぎ…15g
ⓐ
　鶏ガラスープの素…大さじ3/4
　水…150cc
　ローリエ…1枚

牛乳…50cc
生クリーム…15cc
塩、こしょう…各適量

トッピング
生クリーム…適宜

作り方

1. かぼちゃのピュレ、あめ色玉ねぎを用意する（作り方は8、11ページ参照）。冷凍の場合、凍ったまま使う。
2. 耐熱容器に1とⓐを入れ、600Wの電子レンジで約5分加熱する。
3. 2に牛乳と生クリームを加え、塩とこしょうで調味する。裏ごし器でこすと、よりなめらかに仕上がる。
4. 3を温め直し、器に注ぐ。お好みで生クリームを回しかける。

＊冷たく冷やしてもおいしい。

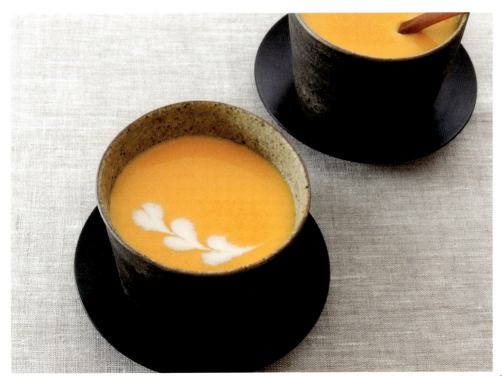

ふわふわほたてしんじょうのお吸い物

うま味がぎゅっと詰まった、ほたてのすり身を茶巾絞りに。
ふんわりしっとりなめらかな、吸い物仕立てにしました。
むせないように、くず粉でとろみをつけて召し上がれ。

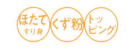

材料 (1人分)

ほたてすり身…60g

吸い地

ⓐ
- だし…150cc
- 薄口しょうゆ…小さじ1
- 塩…少々
- 本くず粉…3g

トッピング

みつ葉
花麩
松葉ゆず

作り方

1. ほたてすり身を用意する(作り方は13ページ参照)。すり身をラップに包んで茶巾絞りにし、絞り目をゴムでしっかりととめる。600Wの電子レンジで1分20秒ほど加熱し、そのまま冷ます。
2. 鍋にⓐを入れ、くず粉が溶けるまで混ぜて、火にかける。とろみがついたら火を止める。
3. みつ葉はさっとゆでて冷水に取り、結びみつ葉を作る。ゆずの皮を薄くむき、細長く切る。麩は水で戻す。
4. お椀に1を盛りつけ、2を注ぎ、3を添える。

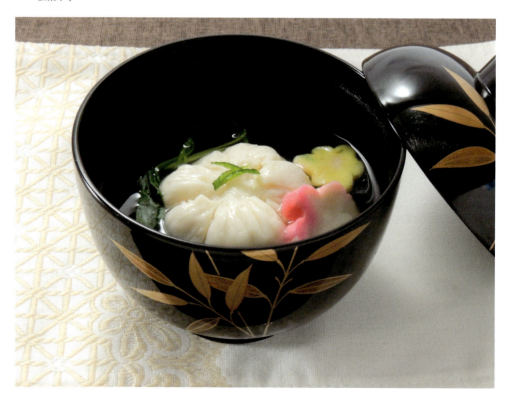

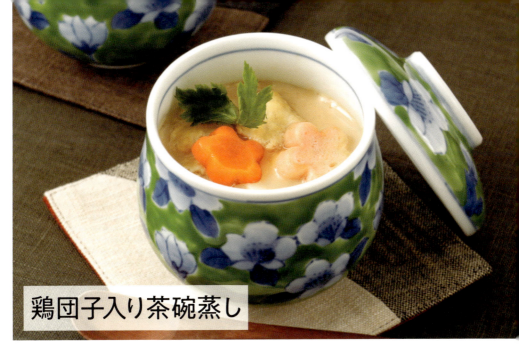

鶏団子入り茶碗蒸し

鶏シート肉の肉だねで作るふわふわ鶏団子と
豆腐入りの、具だくさんな茶碗蒸しです。
くずあんのとろみが、飲み込みの助けにもなります。

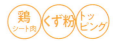

材料（2人分）

卵…50g
ⓐ
　だし…150cc
　塩…0.5g
　薄口しょうゆ…5g
　本みりん…4g

鶏シート肉の肉だね
　…40g
絹ごし豆腐…40g

あん
ⓑ
　だし…50cc
　薄口しょうゆ
　　…小さじ1/2
　みりん…小さじ1/2
　酒…小さじ1/2
　本くず粉…2g

トッピング
　飾りにんじん…1枚
　花麩…1枚
　みつ葉…適宜

作り方

1 豆腐をキッチンペーパーで包み、600Wの電子レンジで50秒加熱し、冷ます。

2 にんじんは水から塩ゆでし、やわらかくなったら型抜きする。麩は水に5分つけて戻す。

3 肉だねで小さい鶏団子を6個作る（作り方は12ページ参照）。冷凍保存してある場合は、解凍する。

4 卵をボウルに入れ、菜箸で黄身と白身をしっかり溶きほぐす。ⓐを混ぜ、こし器でこし、器の六分目まで注ぐ。卵液を少し残しておく。

5 充分に蒸気が上がった蒸し器に4を間隔をあけて並べる（器の蓋はしない）。蒸し器の上に菜箸を2本渡し、すき間を作って蓋をする。最初は強火で3分加熱する。弱火（蒸気が静かに上がる程度）にして10分加熱する。

6 あんを作る。ⓑを鍋に入れて弱火にかけ、くず粉が溶けてとろみがつくまで混ぜる。

7 5の器に1、2、3を入れ、残りの卵液を加えて5分蒸す。竹串を刺し、濁った汁が出てこなければ火を止める。蒸し器の蓋をして3分蒸らす。

8 好みであんをかけ、みつ葉を添える。

汁物

献立のバラエティー
組み合わせで華やぎ＆にぎやかな食卓に

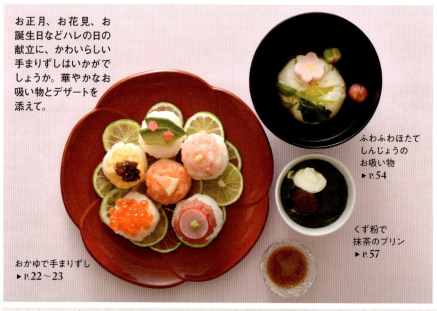

お正月、お花見、お誕生日などハレの日の献立に、かわいらしい手まりずしはいかがでしょうか。華やかなお吸い物とデザートを添えて。

おかゆで手まりずし
▶P.22〜23

ふわふわほたて
しんじょうの
お吸い物
▶P.54

くず粉で
抹茶のプリン
▶P.57

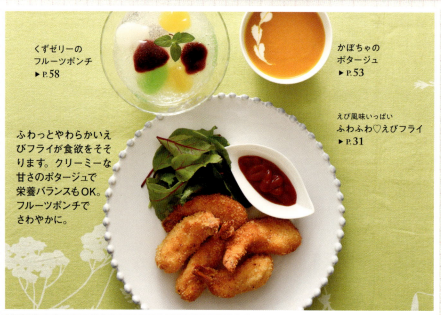

くずゼリーの
フルーツポンチ
▶P.58

かぼちゃの
ポタージュ
▶P.53

えび風味いっぱい
ふわふわ♡えびフライ
▶P.31

ふわっとやわらかいえびフライが食欲をそそります。クリーミーな甘さのポタージュで栄養バランスもOK。フルーツポンチでさわやかに。

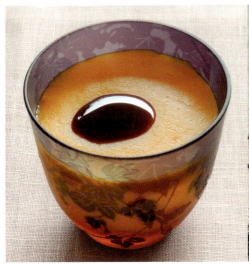
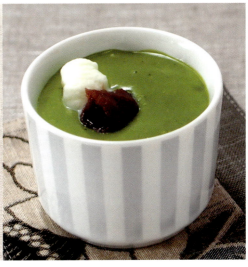

くず粉でかぼちゃのプリン

くず粉を使った、焼かないかぼちゃのプリンです。
かぼちゃのピュレにくず粉を混ぜて、
数分加熱するだけで簡単に作れます。
しっとり、なめらかなデザートです。

材料（プリン型小2個分）

ⓐ
- かぼちゃのピュレ
  （作り方は8ページ参照）…30g
- 牛乳…40cc
- 水…40cc
- 砂糖…7g
- 塩…少々
- ブランデーまたはオレンジリキュール
  …小さじ1/2
- 本くず粉…6.4g

黒蜜（市販品）…適宜

作り方

1. ⓐをミキサーにかけて裏ごし、小鍋に移し弱火にかける。
2. へらで混ぜながら加熱する。透明感のあるツヤと粘りが出てきたら器に移し、器ごと水につけて冷ます。
3. 好みで黒蜜をかけていただく。

くず粉で抹茶のプリン

抹茶と牛乳と生クリームにくず粉を混ぜて、
加熱するだけで簡単に作れる抹茶のプリンです。
くず粉ならではのやさしい食感と
抹茶のほのかな苦味をお楽しみいただけます。

材料（プリン型小2個分）

- 牛乳…16cc
- 生クリーム…80cc
- 砂糖…12g
- 抹茶…5g
- 抹茶フレーバー（省いても可）…数滴
- 本くず粉…7.2g

トッピング

ホイップクリーム、こしあん…各適宜

作り方

1. 小鍋に牛乳と抹茶を入れ、ホイッパーでよく溶かし、そのほかの材料も加えよく混ぜる。
2. くず粉が完全に溶けたら弱火にかけ、へらで混ぜながら加熱する。透明感のあるツヤと粘りが出てきたら器に移し、器ごと水につけて冷ます。
3. トッピングを添える。

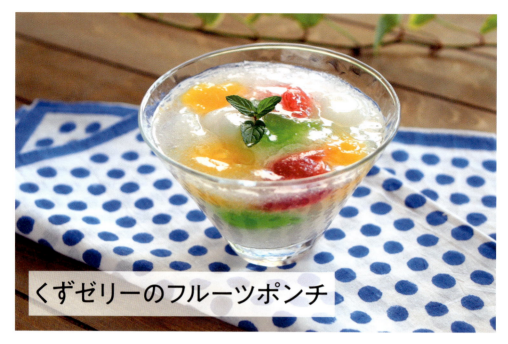

くずゼリーのフルーツポンチ

くず粉を使って、ゼリーを作りました。
とろみをつけたサイダーに、色とりどりのゼリーを浮かべて。
冷たくてシュワシュワ！ さわやかなデザートです。

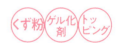

材料（3〜4人分）

ⓐ
- ぶどうジュース 100％果汁…30cc
- 砂糖…5g
- レモン汁…1cc
- 本くず粉…4g

ⓑ
- オレンジジュース 100％果汁…30cc
- 砂糖…5g
- オレンジリキュール（あれば）…2cc
- 本くず粉…4g

ⓒ
- カルピス原液…12cc
- 水…24cc
- 本くず粉…4g

ⓓ
- メロンシロップ原液…12cc
- 水…24cc
- 本くず粉…4g

ⓔ
- サイダー…300cc
- オレンジリキュール（あれば）…6cc
- レモン汁…3cc
- ゲル化剤…5g

トッピング
- ミントの葉…適宜

作り方

1. ゼリーを作る。ⓐ、ⓑ、ⓒ、ⓓの材料をそれぞれよく混ぜて個別に弱火にかけ、透明なツヤが出て粘りが出るまで、へらでよく混ぜる。ティースプーンですくい、冷水に落として冷やし固める。
2. サイダーのジュレを作る。ⓔを泡立て器またはミルククレーマーで撹拌する。ゲル化剤が全体になじむまで2分ほど置いて再度撹拌して、とろみがついたら冷蔵庫で冷やす。
3. 1と2を器に盛りつけ、ミントの葉を添える。

＊2でサイダーのジュレを作るとき、ミキサーを使うと容器の内圧が高まって、破裂する恐れがあるので注意。
＊介護食用ゲル化剤の使い方は73ページ参照。

デザート

とろける杏仁豆腐

中華のデザートでおなじみの杏仁豆腐をくず粉で作ります。
ゼラチンより短い時間で作れて、ラクラクなんです。
舌の温度で溶けないので、安心して召し上がれます。

材料（2人分）

ⓐ
- 杏仁霜（きょうにんそう）…7.5g
- 牛乳…100cc
- 生クリーム…100cc
- 砂糖…10g
- 本くず粉…10g

シロップ

ⓑ
- 杏仁霜…2g
- 砂糖…25g
- 水…100cc

トッピング

マンゴーの果肉…適量

作り方

1. 鍋にⓐを入れ、くず粉が完全に溶けるまでよく混ぜ、弱火にかける。
2. 1をへらでかき混ぜながら加熱する。透明なツヤと粘りが出てきて、鍋底の筋が3秒ほどで消えるくらいになったら、鍋ごと冷水につけて冷やす。
3. ⓑを煮溶かして、シロップを作る。
4. 2をカレースプーンなどですくい、器に入れる。
5. 3をかけ、刻んだマンゴーを添える。

＊杏仁霜は、製菓店やスーパーの製菓コーナー、通販などで買うことができる。

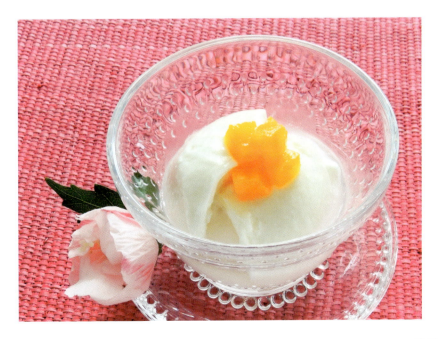

デザート

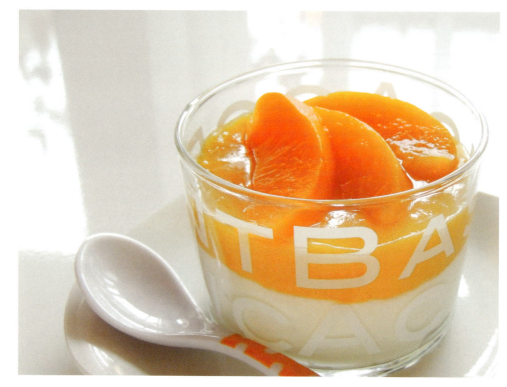

桃のブラマンジェ

ブラマンジェはアーモンドの香りをつけた牛乳に味つけをして
ゼラチンで固めたフランスの冷菓です。桃の缶詰とアーモンドエッセンス、
介護食用のゲル化剤を使って簡単ブラマンジェをご紹介します！

材料（2人分）

ⓐ
- 黄桃（缶詰）…100g
- 牛乳…100cc
- 生クリーム…30cc
- 練乳…10g
- アーモンドエッセンス…2滴
- ゲル化剤…2.3g

桃のジュレ

ⓑ
- 黄桃（缶詰）…70g
- ゲル化剤…1g

トッピング

黄桃（缶詰）…30g

作り方

1. ⓐを桃の粒がなくなるまでミキサーにかける。ゲル化剤が全体になじむまで2分置く。再度撹拌し、器に注ぎ入れる。
2. 桃のジュレを作る。ⓑをなめらかになるまでミキサーにかけ、ゲル化剤が全体になじむまで2分置き、再度撹拌する。1の上に注ぎ入れ、ティースプーンの背で表面を整える。
3. 黄桃をスライスし2に添え、冷蔵庫で冷やす。

コーヒー風味のパンナコッタ

パンナコッタは、牛乳や生クリームに砂糖を混ぜてゼラチンで固めたデザート。
ゼラチンの代わりに介護食用ゲル化剤を使えば、加熱も冷却も不要!
ベリーソースがアクセントに。

材料(2人分)

ⓐ
- 牛乳…25cc
- 生クリーム…75cc
- 砂糖…10g
- オレンジリキュール…2.5cc
- ブランデー…2.5cc
- モカリキュール…2.5cc
- インスタントコーヒー…2g
- 湯…5cc
- ゲル化剤…2g

ⓑ
- ベリージャム…大さじ2
- 水…小さじ1

トッピング
- ホイップクリーム…適量
- チョコレート…適量

作り方

1. ⓐのインスタントコーヒーを湯で溶かす。残りのⓐとミキサーにかけ、ゲル化剤が全体になじむまで2分置き、再度撹拌する。
2. 器に**1**を盛りつけ、水で濡らしたティースプーンの背で、表面を平らに整える。
3. ⓑを混ぜて、**2**の上に流し入れる。ホイップクリームとピーラーで削ったチョコレートを飾る。

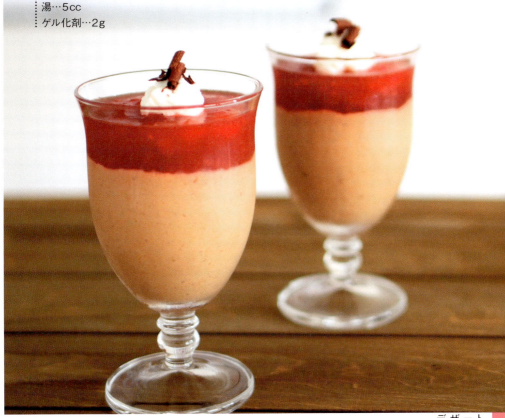

デザート

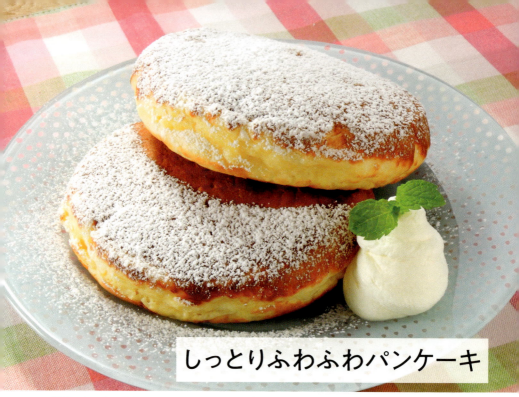

しっとりふわふわパンケーキ

市販のホットケーキミックスに、メレンゲとヨーグルトを混ぜて作ったパンケーキ。
ふんわりしっとり、口どけのいいパンケーキです。
パンはパサパサして食べられないという方にもオススメ。

材料 (2枚分)

- ホットケーキミックス…75g
- 卵白…1個分
- 砂糖…5g
- ⓐ
  - 卵黄…1個分
  - 牛乳…50cc
  - ヨーグルト…50cc
  - マヨネーズ…18g

トッピング

- 粉砂糖…適量
- ミントの葉…適宜
- ホイップクリーム…適量

作り方

1. 卵白をボウルに入れ、冷凍庫に入れておく。
2. 別のボウルにⓐをよく混ぜる。
3. 2にホットケーキミックスを加え、泡立て器でダマが残るくらいにざっくり混ぜる。
4. 1の卵白に砂糖を加え、ツノが立つくらいしっかり泡立て、3に3回くらいに分けて、切るように混ぜる。
5. フッ素樹脂加工のフライパンを熱し、ぬれ布巾に鍋底を当て、ジューッといったらすぐ火に戻す。生地の半量を高い位置 (30cm) から流す。
6. 弱火で約3分焼き、表面に気泡が4〜5個出たら、裏返し、蓋をして2分焼く。2枚目も同様に焼く。
7. 皿に盛りつけ、茶こしで粉砂糖をふる。ホイップした生クリームとミントの葉を添える。

デザート

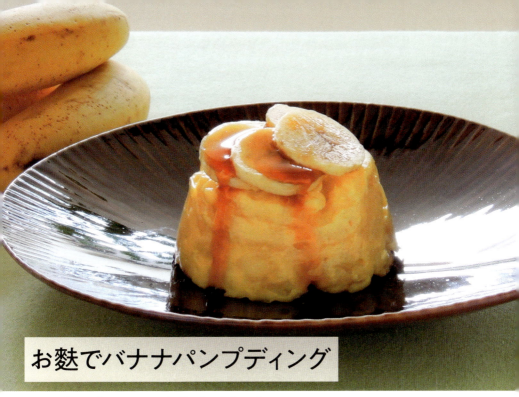

お麩でバナナパンプディング

お麩に市販のプリンとバナナを混ぜたパンプディング。
プリンもバナナも、高カロリーで栄養豊富な優等生。
お麩が、プリンのおいしさをしっかり吸ってくれます。

材料（プリン型2個分）

プリン（カラメルつき市販品）…80g
麩…7g
バナナ…30g
カラメル（市販品）…適量
無塩バター…適量

トッピング

熟したモンキーバナナ…1/3本

作り方

1 麩の周囲の焼き目をナイフで薄くそぎ取り1cm角に切ったものを7g用意する。
2 ボウルに麩とプリン、細かく刻んだバナナを入れてよく混ぜ、ラップでしっかりと覆い、一晩冷蔵庫で寝かせる。
3 プリン型にバターを薄くぬり、2を入れる。オーブントースターで焼き目がつくまで約5分焼く。
4 3が完全に冷めたら、プディングとプリン型の間にペティナイフを入れ一周させてはがし、盛りつけ皿をかぶせてひっくり返し、型からはずす。
5 スライスしたモンキーバナナを盛り、カラメルをかける。

デザート

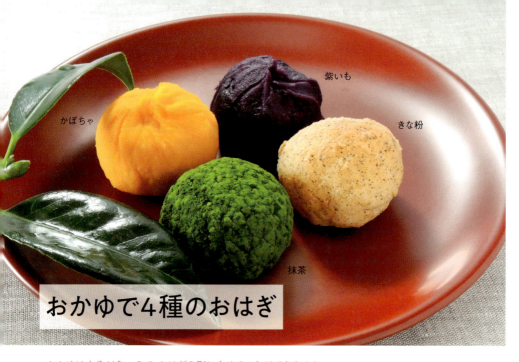

かぼちゃ
紫いも
きな粉
抹茶

おかゆで4種のおはぎ

おかゆは水分が多いので、おはぎの形に丸めることができません。
そこで思いついたのが、くず粉でおかゆを寄せる方法です。
茶巾絞りでかわいいまん丸に。お好きなあんで召し上がれ。

材料（4個分）

おはぎ
ご飯…50g
水…150cc
本くず粉…2g
ⓐ 砂糖…1.5g
　 塩…少々

紫いも…12.5g
ⓑ 砂糖…2.5g
　 塩…少々

かぼちゃのピュレ
　…12.5g
ⓒ 砂糖…2.5g
　 塩…少々

きな粉…2.5g
ⓓ 砂糖…1.5g
　 塩…少々

抹茶…2.5g
ⓔ 砂糖…1.5g
　 塩…少々

作り方

1 全がゆを作る（作り方は15ページ参照）。水けがほとんどなくなったら、少量の水（分量外）で溶いたくず粉とⓐを加えさらに加熱する。全体にまとまったら、鍋ごと水につけて冷ます。

2 1から15gを2個、30gを2個取り、ラップに包んで茶巾に絞る。

3 あんを作る。紫いもは皮をむき、2cm角に切る。水からやわらかくなるまでゆでて裏ごし、ⓑを混ぜる。

4 かぼちゃのピュレを用意する（作り方は8ページ参照）。冷凍保存してある場合は、解凍する。ⓒを混ぜる。きな粉ⓓ、抹茶ⓔの材料をそれぞれ混ぜ、衣を作る。

5 キッチンペーパーに紫いもあんを7cm四方に広げ、中央に2の15gのおはぎをのせる。おはぎをあんで包み、茶巾に絞る。かぼちゃあんも同様に。

6 きな粉と抹茶用にボウルを2つ用意し、それぞれに2の30gのおはぎを入れ、ボウルを軽く振って衣をまんべんなくつける。

デザート

Part ② クリコ流 介護食の基本

介護食作り……。
はじめはわからないことばかり。
でも、必要なのは特別な技術じゃない。
食べるための工夫なんだ！と、わかってから
「おいしく食べてもらうための工夫」を考え、
料理するのがとても楽しくなりました♪
ここからは、その工夫と
介護食作りに必要なことについてお伝えします。

「噛む・飲み込む力の程度」によって食べられる食品の形状は違います

● 4ページに掲載の「食品の形状表」の見方

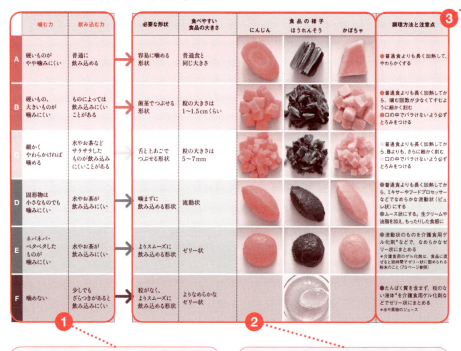

まず、ココに注目して、食べる人の「噛む力・飲み込む力の程度」が表の左端❹から❻のどの部分に当てはまるか探します。

次に、❹から❻の分類ごとに矢印に進み、噛みやすい、食べやすい食品の形状を知りましょう。

　4ページの表の一番上の「噛む力・飲み込む力」欄を下方向にたどり、料理を食べる人の普段の食事の様子から、あてはまるものを見つけます。

　料理を食べる人の「噛める・飲み込める力の程度」がわからない場合は、普通食に近い❹から始めて「料理を試作する→自分で食べてみる→食べてもらって、その様子を観察する」を繰り返し、スムーズに飲み込める食品の形状を探します。

　例えば噛む力、飲み込む力の程度が、共に❻という場合は、❻の行を矢印にそって右にたどると、必要な形状、食材の粒の大きさ、調理方法と注意点を確認できます。

> 最後に、調理方法と注意点があります。食材を細かくすればするほど、口の中でバラバラになり「誤嚥」しやすくなるため、70〜73ページもご参照ください。

噛める・飲み込める力の程度に合わせた調理を

わたしが介護食作りを始めた当初、そもそも、夫の「噛める・飲み込める力の程度」と、夫が食べられる食品の形状のイメージが一致せずに困りました。

そこで作ったのが、この表です。

食べやすく調理するコツ

食材をやわらかくするには加熱します。加熱時間を長くすればするほどやわらかくなります。噛みやすくするには、細かく刻みます。

さらに噛みやすく、飲み込みやすくするなら、「ミキサーやフードプロセッサーなどの道具を使って、食材をなめらかに粉砕する、すりつぶすという調理」が必要になります。

食品の形状表で❹・❺・❻の区分に該当する場合は、ふつうよりも加熱時間を長くして、食材をやわらかくしてから、さらに小さく切れば「噛む回数」を減らすことができ、より食べやすくなります。

また、表をたどり、噛む力と飲み込む力の程度が「❻と❼の間」ならば、「ふつうよりもやわらかく煮て、5mm幅から7mm幅くらいに細かく刻む調理と、食材によってはミキサーなどで、なめらかにつぶして流動状にする調理が必要」ということがわかります。

「昨日まで食べていたものが食べられなくなった」「急に食が細くなった」など、体調によって噛める、飲み込める力の程度は変わることもあります。

何だか食べにくそう、という時も

いつものように作っているのに、どうも食べにくそう、飲み込みにくそうにしていると気づいたら、この表を参考にして、食品の形状や粒の大きさを変えて、試してみてください。

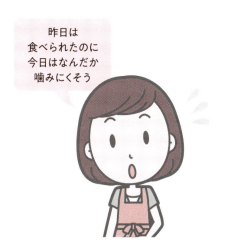

> 昨日は食べられたのに今日はなんだか噛みにくそう

歳をとると「食べること」に関して

1 筋力が落ち、飲み込む力が衰えます

首やのどの筋力が落ちると「ごっくん」と、ものを飲み込む力が衰えます。ムセやつかえ、食べ物が誤って気管に入ってしまう誤嚥が起きやすくなるため、70ページからの誤嚥対策や92ページの運動などを参考になさってください。

2 ものを噛む力が衰えます

歯を失うことが噛む力の衰えにつながるのはもちろん、歯の痛みや入れ歯の不具合などを放置すると、やわらかいものばかりを食べて偏食から栄養がかたよったり、痛みから食欲不振に。積極的な歯科治療が大切です。

3 唾液の分泌量が減ります

唾液の分泌量が減り、食べ物を噛みにくく、飲み込みにくくなります。抗菌・自浄作用がある唾液が減ることで、虫歯や歯周病、口臭、誤嚥性肺炎につながる可能性も。92ページに唾液腺マッサージを掲載しています。

4 味覚が衰えます

舌などにある味蕾という味覚を感じる細胞は加齢とともに減少し、塩味を感じにくくなります。濃い味つけを好むようになると高血圧や腎臓病などの恐れも出てきます。だしのうま味や香りづけなどの工夫を。

5 のどの渇きに気づきにくくなります

唾液が減って口の中が乾く一方で、感覚が鈍くなり、自分で、のどの渇きに気づきにくくなります。脱水症状を引き起こすこともあり、こまめな水分補給を心がけましょう。とろみなどをつけて飲み込みやすさの工夫を。

こんな変化が起こります

6 消化力が落ちます

胃や小腸の働きが低下し、消化液の分泌量が減り、消化不良で下痢になったり、お腹が減らずに食欲不振を招いて栄養不足につながることがあります。消化のよい食品を選んだり、やわらかく加熱、小さく切るなど調理の工夫が必要です。

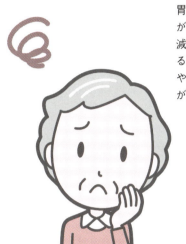

7 大腸の働きが低下します

大腸はぜん動運動によって消化吸収後の食べ物を運びますが、加齢によってこの運動が不活発になり、腹筋などの筋力が衰えていると便秘しやすくなります。適度な運動が大腸の動きや筋力アップに効果があります。

おいしく無理なく安全に、食べることを楽しむために

「食べ物の好みや食べられる量が、若いころとは変わってきた」と感じることはあっても、こうした身体の変化について知っている人は、少ないのではないかと思います。

衰える、減るといった言葉が多く、マイナスの印象が強いかもしれませんが、これらは自然な身体の変化であり、誰にでも起こること。そう、わたしたちの未来にも。

運動による筋力アップなど、リカバリーできるものもあります。

大切なのは、自覚しにくいことが多いため、本人や家族、食事を作る人がこうした身体の変化を知っておくこと。知っていれば対応できることが増えます。

食事には栄養補給という役割だけでなく、「おいしそう！」「おいしいね」と食事を楽しむことが生き生きと暮らすことにつながる側面があります。おいしく食べることを楽しむために、加齢による身体の変化に合わせた食事作りの参考にしてください。

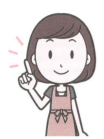

介護食作りの最大の注意点は「誤嚥防止」

食べ物が誤って気管や肺に入ってしまう誤嚥は、
窒息や誤嚥性肺炎など重篤な状況を引き起こしかねず、注意が必要。

私たちは食べ物を食べる時、まず食べ物を噛んで、唾液と混ぜ合わせ、飲み込みやすい塊り＝食塊を作ります。これを、舌の動きによって奥へ押し出して、ごっくんと飲み込みます。これが嚥下です。

実は、こうした一連の「食べる」動きを支えているのは、舌や口の周り、ほおやあご、咽喉、首などの筋肉です。

ところが、加齢や病気などによって「食べる」を支える筋力も低下します。

そうなると、しっかり飲み込むことができずに、本来、食道から胃に入るはずの食べ物が、誤って気管や肺に入ってしまうことがあります。これを誤嚥といいます。

高齢者の肺炎の原因の多くが誤嚥性肺炎です。誤嚥は肺炎につながるだけでなく、気管をふさいで窒息の原因ともなり、重篤な事態を招きかねません。

介護食作りで最も気をつけなければならないのが、この誤嚥です。

誤嚥を招きやすい食品の特徴を知っておきましょう

健康な人なら、誤って異物が気管に入ってしまった場合、自然にムセたりせき込んで、異物を身体の外に吐き出そうとします。

そうやってムセたり、せき込んだりすることで異物を吐き出せれば、重篤な状況にはなりにくいのです。

危険なのは、病気や加齢による筋肉の衰えなどによって「ムセる」「せき込む」という自然な反射反応が充分にできない場合。

中には、誤嚥したことに気づかずに、肺炎を起こしてはじめて、誤嚥が原因ではないかと疑われる場合もあります。

そのため調理には注意が必要です。

しっかり飲み込むためには、口の中で噛み砕いた食べ物がバラけずに、ひとまとまりの塊りになりやすいことが大事です。水やお茶などの液体は、「噛まずに済むから飲み込みやすい」と思われがちですが、実は高速で咽喉に滑り落ちるため危険です。

また「薄切りのきゅうり」などは食べやすそうですが、これも実は咽喉の表面に張りつきやすく、飲み込みにくいものの1つ。

さらに難易度の高い食品もあります。

右ページに「誤嚥を招きやすい食品の特徴6つ」をまとめましたので、誤嚥しにくい食事作りにお役立てください。

● 誤嚥を招きやすい食品の特徴6つ

バラ　バラバラになる食べ物

おから、ひき肉、かまぼこ、こんにゃく、レンコン、ピーナッツ、寒天など

細かく刻むと口の中でバラバラになりやすく、咽喉にぽろぽろ落ちて誤嚥を引き起こしやすい。

サラ　サラサラした食べ物

水やお茶、ジュース、汁物などの液体

液体は実は、サラサラしているため速いスピードで咽喉を滑り落ちていき誤嚥しやすい食品です。とろみをつけましょう。

パサ　パサパサした食べ物

パン、カステラなどスポンジ状のもの

水分が少なく口の中でパラパラになって食塊を作りにくい上、唾液と混ざるとベタついて口の中に残りやすい。咽喉に詰まる危険も。

切る　不揃いに切ったもの

1つひとつの大きさが不揃い、または硬さが違う食材が混ざっている

食材を細かく刻む時に、大きさや硬さが不揃いだと、噛むのが難しく食塊を作りにくくなります。同じ大きさ、硬さにそろえましょう。

ペタ　ペタペタ張りつくもの

薄切りにしたきゅうり、ワカメ、海苔、最中の皮、ウエハース、餅など

薄切りきゅうりは薄いがゆえに咽喉に張りつきやすく、飲み込みにくい。粉海苔や、きな粉など粉ものも張りつきやすい食品です。

じゅわー　噛むと中から汁（液体）が出てくるもの

煮物のがんもどき、高野豆腐、果物など

噛むと液体が出る食品は、水分と固形物が同時に口の中に広がり、「飲み込む」と「噛む」を同時に行わねばならない高難易度食品です。

私はこれらの誤嚥しやすい食品を覚えるために

バラ・サラ・パサ、切る・ペタ・じゅわー

と呪文のように唱えています

誤嚥を防ぐ「とろみづけ」
身近なソースや、ゲル化剤を活用

誤嚥を防ぐには、食べ物が口の中でひとまとまりの塊りになって、
飲み込みやすくなることが肝心。「とろみ」をつけてまとまりやすくします。

● 実は身近にも、とろみをつけられる食品はたくさんあります！

一般的なでんぷん粉その他	片栗粉、くず粉、小麦粉、コーンスターチ、ジャムなど
粘性のある野菜や海藻類	大和いも、長いも、オクラ、モロヘイヤ、とろろ昆布など
でんぷん質のいも類や野菜	さつまいも、じゃがいも、里いも、かぼちゃ、レンコンなど
油脂	マヨネーズ、クリームチーズ、生クリーム、ドレッシング、バターソース、ホワイトソース、ヨーグルトなど
よくすり合わせた衣・ソース類	白和え衣、ごま和え衣、練り味噌（ごま、ゆず、木の芽、からし）、トマトソース、ケチャップ、中濃ソースなど

ゼラチンは口の中の体温で溶け、介護食のとろみづけには不向き

とろみをつけられる食材というとゼラチンを思い浮かべる方も多いと思いますが、実はゼラチンは口の中の体温で溶けるため、介護食のとろみづけには向きません。

また、片栗粉も時間が経つと食材の水分でとろみがゆるむので注意しましょう。

身近で便利なのはマヨネーズやホワイトソースなどのソース類です。とろみがつくことで表面がなめらかになり、食感もよくなります。

白和えやごま和えの衣、練り味噌などで食材にまとまりをつけることでも、飲み込みやすさにつながります。

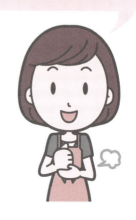

なるほど、パサパサしがちな魚のほぐし身にソースをかければ、それだけで飲み込みやすくなり、いろいろな味のバリエーションも楽しめますね！

少量なら、短時間でとろみを作れる「くず粉」がオススメ！

くず粉は葛という植物の根から作られているもので、食材にとろみをつけられ、身体を温める薬効もあります。

実はわたし自身、加熱に時間がかかることを難点に感じて、これまではあまり用いていませんでした。

でも今回、新しいレシピを開発する中で初心に立ち返り「くず粉」を試したところ、少量の材料なら、それほど時間がかからないことがわかりました。

片栗粉と違って、時間が経ってもとろみがゆるまないことも利点です。

くず粉を使った本書のレシピに「くず粉アイコン」をつけたのでぜひ、お試しください。

常温で混ぜるだけ！「ゲル化剤」の分量を調整して、とろみづけに

介護食用の「とろみ剤」が、多数のメーカーから発売されています。

また、粒のあるものが食べられない人向けに、液体をゼリー化するために販売されているのが「ゲル化剤」です。

この2つはまったく別のものですが、わたしは、とろみをつける目的でも分量を調整してゲル化剤を利用しています。

加熱と冷却が必要なものが多い中で、わたしがよく利用する「ミキサーゲル」(発売元：宮源 ☎073(455)1711)は、常温で混ぜるだけで固まり始め、加熱や冷却が要らないのが魅力です。

ゲル化剤を使った本書のレシピに「ゲル化剤アイコン」をつけてあります。

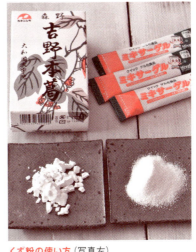

くず粉の使い方（写真左）
①鍋に材料と水を入れて分量のくず粉を加え、練りながら加熱。
②透明になって粘りが強くなったら鍋ごと水に取るか、くずゼリー(58ページ)などなら、スプーンですくって水に落とします。

ゲル化剤の使い方（写真右）
①水分が少ない食材は、固形分と同等量の水分（水、だし汁、シロップなど）を加えます。
②全体量100gに対して、冷たい食材はミキサーゲル1〜1.5g、温かい食材は0.6〜1g。これを加えてミキサーで15秒以上撹拌します。
③ゲル化剤が全体になじむまで1分以上置いて、15秒以上再撹拌すれば、常温で食材がゼリー状に固まります。

クリコの知恵袋 1

「おいしそう！」な見た目が、食欲アップ＆生きる意欲に

せっかく作ったのに食べてくれない……。
そんなお悩みを解決するための食欲アップ術です。

「どうして食べないの!?」。せっかく作った料理を残す家族に、つい声を荒げてしまった経験をお持ちの方も多いようです。

食欲アップの最大のコツは「おいしそうな見た目」です。パッと見て何の料理かわかり、わあ〜、食べたい！と思ってもらうこと。

夫の介護食作りで知ったのは、いまの食べる力が100％なのではなく、「食べたい」という意欲を喚起することで、「食べる力そのもの」が増幅するということでした。

よく食べていた大好物料理を食べられるように工夫して出した途端、目の色が変わったり、「どうしてもアレが食べたい」と思うものには果敢に挑戦したり。

食欲を刺激する工夫が、意欲を生み出し、生きる力の回復につながります。ここではそんな「食欲を刺激する工夫」をご紹介します。

肉は肉らしく、ソレとわかる見た目でベース素材をぜひご活用ください

お肉をお肉らしい見た目で、パッと見てソレとわかるように食卓に出したい！という思いから考案したのが、12〜13ページの「ベース素材」の牛豚鶏3種のシート肉です。えびやほたてのすり身も作りました。

いったん流動状にしてから成形

肉やむきえびに材料を加えてミキサーにかけ、やわらかくした「たね」をもう一度、カタチを成形するのが特徴です。

このベース素材をまとめて作って冷凍しておけば、必要な時に必要なだけ取り出して、短時間でさまざまな肉料理、えび・ほたて料理を作れます。

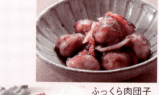

ふっくら肉団子の黒酢酢豚
作り方は28ページ

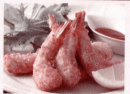

えび風味いっぱい
ふわふわ♡
えびフライ
作り方は31ページ

ほかにも、牛丼や鶏の唐揚げ、親子丼、ハンバーグ、えびチリ、ほたてフライなど、見た目にもおいしそうで、しかも、ふわふわ、やわらかい食感のレシピがたくさんあります。ぜひお試しください！

流動状のものは、透明グラスに盛りつけ

4ページの「食品の形状表」で、Dの「固形物は小さなものでも噛みにくい」に当たる場合は、噛まずに飲み込める流動状のものが中心になります。

流動状という言葉通り、そのままお皿に盛るのでは横に広がってしまい、おいしそうには見えにくいもの。

そこで活用するのが透明のグラスです。側面から食材の色を見せることで、きれいに盛りつけできます。

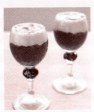

ほうれんそうムースの
なめらか豆腐ソース
作り方は39ページ

大好物料理をアレンジ。旬の食材で季節を取り入れる

長年、慣れ親しんだ家庭料理には、家族それぞれに「お気に入り」や「大好物料理」があるものです。

その料理をあきらめるのではなく、いまの状態でも食べられるように、食材をやわらかく煮る、噛みやすいように細かく切る、といったひと手間を加えて工夫してみましょう。

また、季節ごとの旬の食材を料理に取り入れることも、目新しさが刺激になります。

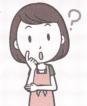

どうしたら
食べられるかな？
試してみよう

食欲を直撃＆鼻をくすぐる香りを味方につける！

カレーを煮込む匂いにお腹が鳴る、焼肉のタレが焦げる香りが食欲を直撃する……。こうした食欲を刺激するよい香りにも助けてもらえます。

ほかにも、ゆずやしその葉を料理に使うことで、香りがふわりと鼻をくすぐり、さんしょうの葉をすって混ぜた練り味噌の香りが口いっぱいに広がれば、食欲喚起につながります。

しょうが、にんにくなどの香味野菜のすりおろしもアクセントになります。

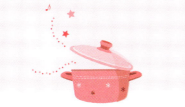

毎食のおかゆには、ひと工夫。バリエーションも広げて

夫はパンを噛み切れなかったので、おかゆの出番が多かったのですが、噛み砕くのに時間がかかり、同じ味が続くと途中で飽きてしまいます。

おかゆのお伴（小さなおかず）を

そこで「おかゆのお伴」が大活躍。海苔の佃煮、うに、イクラしょうゆ漬け、鯛味噌、刺身のミンチ（まぐろ、サーモン、甘えび）など、毎食、小鉢にいろいろな小さなおかずを添えました。

また、おかゆは野菜のピュレとスープやだし汁と合わせることで、リゾットやおじやにできます。バリエーションを広げるのも食欲アップに有効です。

クリコの知恵袋 ②

「頑張らない」を応援します。
作りおきフリージングで時短

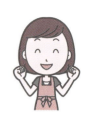

いくら時間があっても足りないのが介護食作り。
半加工済みベース素材が冷凍庫にあれば安心です。

　やわらかくするために長く煮る、噛みやすいように細かく刻む、ミキサーにかける、すりつぶす、とろみをつける……。

　介護食作りは1つひとつの調理に手間がかかり、1日3食、毎日作るとなったら、時間がいくらあっても足りません。

　わたしが夫の介護食作りを始めた当初は、一日中キッチンにいてストレス満載に。

　そこで、作りおきフリージング！

　クリコ流の特徴は、さまざまな料理のベースとなる素材を作りおき冷凍しておくこと。

　イチから作り始めるのではなく、半加工済みのベース素材（8〜13ページ）が冷凍庫にあれば、調理時間を大幅に短縮できます。

　時間のゆとりは気持ちのゆとり！

　ここではクリコ流作りおきフリージングアイテム5つをご紹介しましょう。この5つが冷凍庫にあれば鬼に金棒です。

時短調理の強い味方！　冷凍野菜ピュレCube（キューブ）を常備

　にんじん、かぼちゃ、ほうれんそうなどの野菜をゆでて、ミキサーなどで、なめらかなピュレ状にして小分け冷凍したのが「冷凍野菜ピュレCube」です。

　加工済みのピュレは他の食材と組み合わせることで、さまざまな料理を短時間で作れます。

　9ページのかぼちゃのピュレ活用例も、すり流しやポタージュ、リゾットなどは他の野菜ピュレに置き換えてもOK。

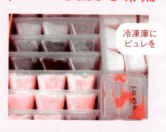

冷凍庫にピュレを

　じゃがいものピュレにかにのほぐし身とホワイトソースを加えてオーブンで焼けば、かにグラタンに。ミックスきのこのピュレに溶き卵などを混ぜて蒸せば、ミックスきのこのフラン（42ページ）ができます。

　本書のピュレ活用レシピに「ピュレアイコン」がついています。お試しください。

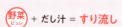

野菜ピュレ ＋ だし汁 ＝ **すり流し**
野菜ピュレ ＋ コンソメスープ ＝ **ポタージュ**
おかゆ ＋ 野菜ピュレ ＋ スープ ＝ **リゾット**

形を再現するシート肉と
えび・ほたてすり身も

　12～13ページでご紹介した牛、豚、鶏シート肉と肉団子、そしてえび、ほたてすり身の「ベース素材」。

　まとめてたくさん作って冷凍保存しておけば、肉料理、えび・ほたて料理の時短調理に大活躍します。

　シート肉は食べられる量によって重ねる枚数で厚みを調整できます。

　加熱しすぎると硬くなってしまうので、加熱時間には注意しましょう。

主食のご飯＆麺は
1食分ずつ冷凍して常備

　炭水化物のご飯と麺類はエネルギー源であり、元気の源です。

　噛む・飲み込む力に合わせて、軟飯や全がゆ、五分がゆなどをまとめて作って1食分ずつ冷凍します。

　くず粉で全がゆを立体的にまとめた22ページの手まりずしのすし飯も冷凍可能です。お試しください。

　マカロニなどの麺類は、噛みやすいやわらかさにゆでて、食べやすい長さに切り、こちらも1食分ずつ冷凍しておきます。

うま味＆コク足しピュレ、
ソース類も小分け冷凍

　味つけの力強い味方になるのがうま味とコクのピュレ。玉ねぎをしっかり炒めたあめ色玉ねぎ。しめじやマッシュルーム、しいたけで作ったミックスきのこのピュレ（11ページ）など。

　料理にポンポン足すだけで、うま味とコクが増量してワンランクアップ！

　そしてソース類も役立ちます。ホワイトソースやミートソース、麻婆ダレなどを小分け冷凍しておけば、味のバリエーションが広がります。

困った時に役に立つ、
ササッと出せる完成品冷凍

　料理を作る側も、体調が悪い時や時間に追われる時があります。

　そんな時に、温め直すだけですぐに出せるのが「完成品冷凍」です。

　これを出せば必ず喜んで完食するという、テッパン料理の完成品をそのまま冷凍しておきます。

　わが家では、えびマカロニグラタンやさけのクリームシチューがそれ。

　わたしが病気で入院した時も、この完成品冷凍が冷凍庫にあって、本当に助かりました！

クリコの知恵袋 ❸

「低栄養」にならないよう揚げ物もデザートも活用しましょ！

高齢者に多いという栄養が足りていない「低栄養」。
バランスよく、おいしく食べてもらって回避しましょう。

　高齢者や、在宅介護を受けている人が「低栄養になりやすい」とお聞きになったことがある方もいらっしゃるのではないでしょうか。

　低栄養とは「栄養が足りていないこと」。年齢と共に運動量が減り、食べる量が減るだけでなく、噛む力や消化吸収能力が低下することも、低栄養になりやすい原因の1つです（68ページ参照）。

　低栄養状態が続くと、免疫力が低下して病気にかかりやすくなり、さらには認知機能が低下することもあり、健康寿命を左右しかねません。

炭水化物、脂質、たんぱく質をバランスよく

　これを防止するには、6つの基礎食品群の中でも、エネルギー源である炭水化物（ご飯やパン、いもなど）と脂質（油脂、バターなど）、血液や筋肉をつくるたんぱく質（肉や魚、卵、大豆など）をバランスよく摂ることが大切です。

● たんぱく質、炭水化物、脂質は3大栄養素！

	主なはたらき	主な栄養素	主な食品
1群	血液や筋肉をつくる	たんぱく質	肉、魚介、卵、大豆製品
2群	骨や歯をつくる	カルシウム	牛乳、乳製品、海藻、小魚
3群	身体の調子を整える	カロテン	緑黄色野菜（にんじん、かぼちゃ）
4群	身体の調子を整える	ビタミンC	淡色野菜（きゃべつ、きのこ）、果物
5群	エネルギー源	炭水化物	穀類（米、パン）、いも類、砂糖
6群	エネルギー源	脂質	油脂類（油、バター）、ナッツ類

低栄養になっていないか、状態を確認する方法はこちら

　厚生労働省が示している低栄養の目安は、肥満や痩せすぎなどの指標として知られる「BMI」を用いています。計算方法は右の通り。

　目標とされているBMIよりも数値が低い場合は「低栄養」とされます。食事の内容や摂り方を見直されるとよいでしょう。食間におやつタイムを設ける手も。

● 低栄養をチェックするのはBMIで

体重 ÷ 身長 ÷ 身長

例えば、50kgで153cmの場合は、
50 ÷ 1.53 ÷ 1.53 ＝ **21.4**

年齢	目標とするBMI
60歳代	20.0〜24.9
70歳以上	21.5〜24.9

資料：厚生労働省「日本人の食事摂取基準」（2015年版）

おかゆは水分を加えて煮るため、同じ茶碗一杯でもカロリーは？

介護食では定番の「おかゆ」。実は、水を加えて煮ているため、同じお茶碗一杯の分量でも、カロリーは普通のご飯の半分以下（!）。

そこで、いつものおかゆをリゾットにすることを思いつきました。おかゆに野菜のピュレとスープの素を加えて煮て、バター、チーズを混ぜるだけ。これだけで脂質もカルシウムも増量！

20ページのレシピを参考に、ぜひリゾットもお試しください。

おかゆにバターとおしょうゆ、おかかを混ぜるだけでもおいしく、栄養がUPします。

ご飯100g＝ **168** kcal
全がゆ100g＝ **71** kcal

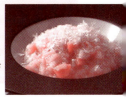

かぼちゃのリゾット
作り方は20ページ

高齢者は実は揚げ物がお好き？ 介護スナックでオーダー率100％！

「高齢者は揚げ物が苦手」「脂っぽいものを好まない」というイメージ、ありませんか？ 実はコレ、間違った印象のようです。

介護車両による送迎サービスつき介護スナック「竜宮城」の経営者、佐々木貴也さんにお話を伺う機会があり、「人気メニューは何ですか？」と尋ねたら、「鶏の唐揚げです。オーダー率100％」との答えにビックリしました。

天ぷらや唐揚げなど、揚げ物でたんぱく質や油脂をおいしく摂ってもらいましょう。

左：ほたてすり身のフライ タルタルソース
作り方は33ページ
右：ふわふわ鶏唐揚げ 作り方は26ページ

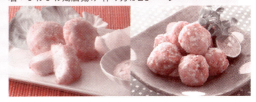

毎食後のデザートで体重アップ成功！ ゲル化剤は強力助っ人です。

夫に何とか体力をつけてほしくて、思いついたのは毎食後にデザートを出す作戦でした。

季節のフルーツをミキサーにかけ、ゲル化剤を混ぜてムースを作り、ホイップクリームを添える。かぼちゃのピュレを使ったプリンや、お麩で作るパンプディングも。卵や牛乳、生クリームが栄養になり、おかげで夫はうれしい体重増！

でも、毎日、3食、食後にデザートを出せたのはゲル化剤のおかげ。ゼラチンなら固まるまでに2時間かかるところ、ゲル化剤なら3分でOK♪

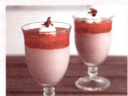

コーヒー風味の
パンナコッタ
作り方は61ページ

クリコの知恵袋 ４

道具を味方につけて、しっかり助けてもらおう！

介護食作りならではの便利道具があります。
時短調理に役立つ助っ人をご紹介しましょう。

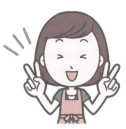

食材を細かく砕く、なめらかにすりつぶす道具

❶ スケール
とろみづけのゲル化剤等は、正確に計量する必要があります。0.1g単位で計量できるスケールを。

❷ 蓋つき耐熱ガラス容器
野菜ピュレは電子レンジで作るのが手軽。蓋つきだとラップをせずにすみます。

❸ マッシャー
ゆでたじゃがいもや、かぼちゃをつぶすのに必須。

❹ 柄つきの、こし器
ポタージュなどの汁物をよりなめらかに仕上げるために、あると便利です。

❺ 裏ごし器
クリーミーなポテトピュレなどは、マッシャーでつぶしたじゃがいもを、調理の前に裏ごしすることで、なめらかに仕上がります。

❻ 木べら
裏ごし器を使うときに、力が入りやすく安定感あり。

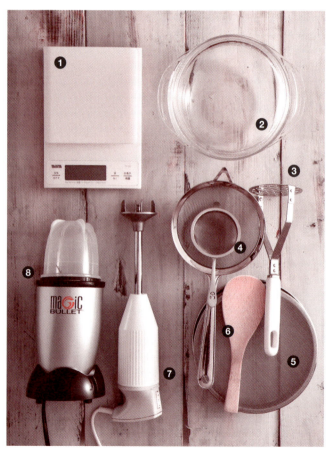

❼ ハンディーフードプロセッサー
ブロッコリーの硬い先端部分など、すりつぶしたい部分を狙って刃を当てられるところが便利。

❽ ミキサー兼フードプロセッサー
最も頻繁に使うため、コンパクトで軽く洗いやすいのが一番です。

よく使う道具こそ、軽く、コンパクトで洗いやすいものを

　介護食作りに役立つ道具類はいろいろありますが、中でも必需品は❼ハンディープロセッサーと❽コンパクトなミキサー兼フードプロセッサーです。

　噛みやすく、飲み込みやすいように食材をすりつぶす作業は、どれだけ短時間でラクにできるかが大事。そして、頻繁に使うだけに大きくて重いものは負担になります。

　また、食べ物の雑菌が原因の誤嚥性肺炎を防ぐためにも、使い捨ての絞り出し袋や、きれいに洗える小分け冷凍容器など、衛生的なものを選ぶのも大切です。

　おいしそうな盛りつけが食欲を喚起するため、盛りつけ用の道具も欠かせません。

料理を盛りつける、飾る、食材を保存する道具

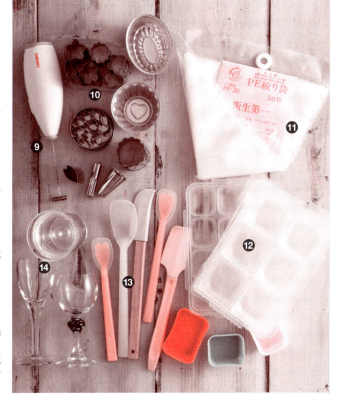

❾クリーマー
デザートの少量ホイップクリーム作りや、卵の白身と黄身をしっかり混ぜる時に大活躍。

❿盛りつけ用型抜きとプリン型
包丁で作る野菜の飾り切りなどを型抜きで簡単に作れます。プリン型は立体的な盛りつけに役立ちます。

⓫使い捨て絞り出し袋
えびすり身をえびの形に成形したり、クリーミーなポテトピュレの盛りつけに使用。使い捨てで衛生的です。

⓬小分け冷凍容器
野菜ピュレやソースなどの作りおき冷凍保存の強力助っ人。取り出しやすく、繰り返し使えて、蓋つきで重ねやすいのもうれしい。

⓭シリコンへら
（写真は20cm前後）
適度にしなり、くず粉やあんなどを練るのに使いやすく、容器の底面からしっかり混ぜたり、小分け冷凍容器に詰めるのにも重宝です。

⓮盛りつけ用のガラス食器
流動状の料理を見栄えよく、立体的に盛りつけるためによく利用します。

夫のおいしい笑顔が見たくて STORY 【試行錯誤編】

食べやすい「やわらかさ」って、一体どれくらい?

　介護はある日、突然始まります。わたしの場合も、何の準備も知識もないまま。

　夫は口の中の病気で手術を行い、噛む力を失いました。「おいしい料理を作って元気を取り戻して、早く夫を会社に復帰させてあげよう!」と、はじめは意気込んでいたものの……。

最初のハードルが高かった!

　まずは、舌と上あごでつぶして食べる夫に、ちょうど良いやわらかさがわからず。

　試しに作って夫が食べる様子を観察し、1つひとつの食材について「このくらい」と、確認していくしかありませんでした。

　この時の経験をもとに、のちに作ったのが4ページの「食品の形状表」です。

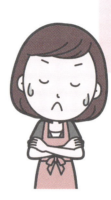

夫にちょうどよいうどんのゆで時間は27分ね……。溶けるかと思った!

ミキサー&フードプロセッサー、介護食作りではこの2つは必須アイテム

　食卓を明るくしたいと、彩りよく、かぼちゃ、ほうれんそう、ブロッコリーの3種の野菜をゆでてつぶし、ピュレ状にして、毎食、味つけを変えて出すことにしました。

何度も失敗を繰り返し

　ところが、野菜は量や種類によって水分量が違い、ミキサーを使う方がよいか、フードプロセッサーの方がうまくすりつぶせるかという見きわめが難しく、何度も失敗を繰り返しました。

　繊維の多いほうれんそうや、ブロッコリーの先端にある花のつぼみの部分は、フードプロセッサーで細かく砕きます。

　フードプロセッサーは用途によって、使う刃をつけ替えるため、試しては刃を変え、道具を替え、一時はキッチンに野菜の切れ端と道具が散乱して大変なことに!

　それでも流動状の介護食作りに、この2つの道具は欠かせません。道具の扱いに慣れ、それぞれの特徴を味方につけたことが、ストレス減につながりました。

意識を変えることになった、「おかゆ事件」発生！

　介護食作りは、1つひとつの工程に手間がかかり時間もかかります。

　朝食が終わると昼食の準備を始め、それが終わったら夕食の支度をして……。

　気づけば一日中、キッチンにいてミキサーを回しては洗い、また回す日々。

　わたしは、疲れとストレスでいっぱいになっていました。そんな時に、夫がお茶碗を手にキッチンに現れます。「このおかゆ、水分を減らしてくれないかな」。

　ココでぷちん！ と何かが切れました。

　「なんで、そんなワガママ言うの？　昨日は同じ水分量で食べられたじゃない！」

　すると、夫はすまなさそうに言います。

　「手術の傷が治っていく過程で、口の中が変わるみたいで、昨日は食べられたけど今日はうまく食べられないんだ」

　「………。ええっ、そうなの⁉　ごめん、そういうこともあるんだ。ごめん！」

介護される側の状態を想像する

　わたしは自分が料理のことばかり考えていて、大事なことを見過ごしていたと、気づきました。夫の口の中のことをまったく想像していなかったのです。

　このおかゆ事件をキッカケに「噛めない」ということがどういうことなのか、自分でも歯を使わずに食べてみて、その大変さを身に沁みて実感することになりました。

「静かにしてくれ。僕は、口の中に集中しないと食べられないんだ」

　↑↑この言葉は、わたしが作った料理を食べ始めた夫に、「ねえ、ほら見て、おもしろいテレビやってるよ」と、笑いながらわたしが言った時の夫の言葉です。

　夫はあごが麻痺していたため、慎重に食べ物を口の中に入れ、口の中に意識を集中して「食べる」必要がありました。

　楽しく食べてほしいと思っての発言でしたが、夫にとって「食べること」が、どれだけ大変なことなのか、夫の言葉の強さに動揺して、深く深く反省した瞬間でした。

> 食べている時は、話しかけちゃいけないんだ！

- - - - 夫のおいしい笑顔 ❤ が見たくて STORY 【 ガッツポーズ編 】 - - - -

夫のおいしい笑顔が帰ってきた、クリームシチュー！

　クリームシチューは夫の大好物の1つ。入院中にも完成品をミキサーにかけたと思われるクリームシチューが出されましたが、何の料理かわからず夫は食べませんでした。おいしそうに見えないのは、具材がすべてドロドロになっているから。

パッと見て何の料理かわかるモノを

　何が入っているか、何の料理かわからないものを「食べたい」とはなかなか思えないもの。

　そこで、にんじんやじゃがいもなどの食材を、形が残るぎりぎりの7mm角サイズに小さく切り、舌と上あごでつぶせるやわらかさになるまで煮てから、ホワイトソースを混ぜることに。

　これなら野菜の色や形が残り、見た目にもおいしそう。最後にやわらかいさけのハラスを7割程度まで火を通し、ほぐしてシチューに混ぜて余熱で仕上げます。そして、白菜の緑色の葉の部分だけをやわらかく煮て、ミキサーにかけたものをトッピング。

　一口食べた夫は「おいしい〜」と満面の笑顔を見せてくれました。やった！

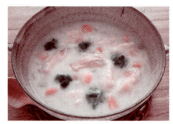

夫のおいしい笑顔は最大のごほうび。うれしかったです♪

時短作りおき・冷凍野菜ピュレCube

　毎食作っていた「ほうれんそう、かぼちゃ、ブロッコリーの3種の野菜ピュレ」など、野菜ピュレを使った料理の献立が増えたころ、ピュレをまとめて作りおきすることにしました。

　定番の3種以外にも、いろいろな野菜のピュレをたくさん作って小分け冷凍。その形がかわいくて「ピュレCube」とニックネームをつけてしまったほど。

　この小分け冷凍保存したピュレCubeによって、調理時間がぐっと短縮されました！　ピュレの活用方法は9ページに！

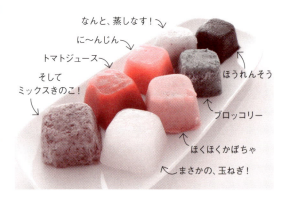

シート肉のバンバンジーで「クリコ、天才！」とホメられる

次なる願いは「お肉をお肉らしい見た目で食卓に出したい！」でした。つまり、舌と上あごでつぶせる立体的なお肉……！
難易度高し。うーん、どうしたら？

そこで思い出したのは「とんかつまい泉のヒレかつサンド」。あのやわらかさは肉を徹底的にたたいて繊維を断ち切っているから、とテレビで紹介されていたのを見たことがあったのです。なるほど、そうか！

夫が病気になる前から我が家の定番料理のひき肉を使った「やわらかい鶏団子」。「ひき肉には**繊維がない！** あの鶏団子の肉だねを平らにのばしたら、薄切り肉のような形を作れるかも！」

試行錯誤の末に誕生したのが「鶏シート肉」（12ページ）です。これで作ったバンバンジーを見たときの驚いた夫の顔は忘れられません。「クリコ、天才！」。

これによってメニューも広がり、「介護食作りって、なんて楽しいの！」と、生まれてはじめてガッツポーズをキメていました。

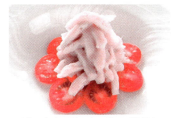
このシート肉で鶏のカツ煮、てり焼き、しょうが焼きも作れます！

以前、大好きだった料理の介護食バージョンに挑戦

すっかり介護食作りが楽しくなったわたしは、以前、夫が大好きだった料理の介護食バージョンを作ることにしました。

かにポテトクリームコロッケは、揚げた衣のカリカリ部分は食べられないので、中身だけをグラタンに。ふわふわえびつみれ揚げは、えびすり身を茶巾絞りにして、あんをかけて……。ほかにもたくさん、新しいバージョンの家庭料理が生まれました。

介護食作りに必要なのは、特別な技術ではなく工夫だった！ と気づきました。

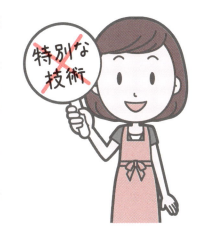

- - - - - 夫のおいしい笑顔が見たくてSTORY 【食べることは生きること編】 - - - - -

鶏がイケるなら、牛も豚も！ シート肉のバリエーション増

　鶏肉でシート肉作りに成功したわたしは、牛肉、豚肉のシート肉も作りました。

　これで牛丼やとんかつも、またシート状にする前の肉だねから、ハンバーグや酢豚、シューマイも作れます。

実は厚めにする方がやわらかく感じます

　ひき肉に卵や生クリームなどを加えたシート肉は、1枚が約50g。とんかつなどはシート肉を重ねて揚げますが、噛める、飲み込める具合によって、またその日の体調や食欲によって、重ねる枚数を変えて厚さを調整できます。

　厚めにする方がやわらかく感じることもわかりました。ぜひ、お試しください。

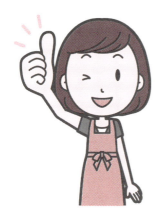

カミさんの流動食弁当が、ホントうまいんだ

　手術の前後で、7kgも体重を落としてしまった夫でしたが、その後の5ヵ月間で体重を元に戻しました。

　「流動食だけで7kg増えた」と病院で報告すると担当医師たちが「それはすごい！」と、ものすごく驚いていました。

　この間、夫は毎日、体重計に乗り「クリコ、見て見て！　増えてるよ！」とわたしを呼びます。食べたものが身になって体力がついていると実感できて、さらに回復への意欲がふくらむ。希望に満ちた日々でした。

　そして夫は無事に職場復帰。でも、外でランチをとることはできないため、食べやすい流動状のお弁当を作ることにしました。

　「クリコの流動食弁当、世界一！」

　夫からはうれしいメールが届きます。後になって同僚の方から「カミさんの流動食弁当がホント、うまいんだ」と夫が話していたとも聞き、胸が熱くなりました。

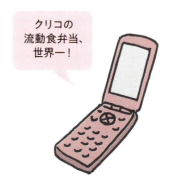

クリコの流動食弁当、世界一！

食べることは、やっぱり…生きること

夫は職場復帰後、食べたいものに果敢に挑戦していました。ラーメンやハンバーガーなど噛み切れないはずなのに、「今日はコレを食べた」と自慢気に写真を見せてくれます。「食べたい」という強い思いが、食べる力を増幅させるのだと実感しました。

病気の再発、余命宣告……

そして、すべてが順調と安心しきっていたころ、突然、夫が体調不良を訴えました。病気の再発でした。

余命宣告は4ヵ月というものでしたが、夫は出社をヤメず、そして、親しい友人たちとのお別れ会を自ら催し、食べたいものを食べ、たくさんの笑顔と希望をわたしに残してくれました。

家族のために作る食事。それを一緒に食べて「おいしいね！」と笑顔が広がるひととき。そんな毎日の当たり前の幸せが、どれほど価値があることか。

「おいしい」は、ごく身近にある幸せであり、ずっと続いてほしい生きる喜びなのだと、夫との日々が教えてくれました。

沢山の選択肢があれば、もっとゆとりを持てた

超高齢化社会と言われて久しいです。でも、わたしが夫の介護食作りをしていた2012年当時はまだ、自宅で介護食作りをするための情報も、満足できる商品や安価で納得のいくサービスや、相談先を見つけることができませんでした。

わたしには充分な時間と、料理研究家としての料理の技術があり、恵まれた環境にいましたが、そんなわたしでさえ、「どうしてこんなに大変なの？」と、途方に暮れて天を仰いだことが何度もありました。

いまは当時と比べれば、少しは情報や商品やサービスが増えていますが、まだまだ充分とは言えないと感じています。

「おいしい」がずっと続く未来を

スーパーやコンビニで買えるおいしい介護食、レストランで注文できるやわらかい食事など、家庭での介護や高齢者の食事を支えるための沢山の選択肢が整ってほしい。そして、歳をとっても「おいしい」がずっと続く未来を願っています。

要介護・寝たきりを防ぐ ①

老化は「お口」から

健康で長生きするために知っておきたいこと、できることを
日本大学歯学部・准教授の阿部仁子先生とお伝えしていきます。

● オーラルフレイル（口の働きの虚弱）が始まっていませんか？

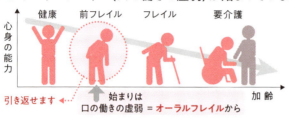

オーラル【Oral】＝口腔
フレイル【Frailty】＝虚弱

加齢によって老化していく過程には段階があり、近年、心身の機能が顕著に低下した状態を「フレイル（虚弱）」と呼び、口の働きの虚弱＝オーラルフレイルから始まるとされています。

出典：東京大学高齢社会総合研究機構 教授 飯島勝矢 改編

わずかなムセや、食べこぼしがサイン

　フレイルには前段階として前フレイルがあり、この時期に見られるのが、ムセや食べこぼしなどの、ごくわずかな口のトラブルなのだそう。「実は、老化はこうした、見逃しがちな、ささいな口のトラブルから始まります」と阿部先生は言います。

　「口の老化を『オーラルフレイル（＝口の働きの虚弱）』と呼びますが、これは全身の衰弱に至る前のサインでもあります。

ココからなら引き返せます

　この段階で気づいて、適切な対応をとり、口の働きを回復させれば、元の健康な状態に戻ることができます」（阿部先生）。

　つまり、要介護にならずに健康でいるためには、このオーラルフレイルに気づき、早く対応することが大切ということ。

　食べ物を噛む・飲み込むという口の働きは、身体に必要な栄養を摂って、健康で生きていくためには欠かせません。

　「オーラルフレイルが進むと、こうした口が持つ本来の力が弱くなる口腔機能低下症（こうくうきのうていかしょう）や、さらに栄養障害などの重篤（じゅうとく）な病気になることもあります」（阿部先生）。

● オーラルフレイルが進むと……
　口のささいなトラブルの連鎖
　（食べこぼしやムセ、滑舌低下）
　▼
　口腔機能低下症：口の機能（噛む・飲み込む力）が低下
　▼
　口腔機能障害（噛めない・飲み込めない）
　▼
　栄養障害や要介護に

オーラルフレイルから治療や対応によって健康に戻れます

はじめはごく小さなトラブルのため、放置してしまう人がほとんどだそうですが、気になって仕方ないという段階になると、すでにだいぶ症状が進んでしまっていることが多いとのことなので注意が必要です。

「ちょっと困った」が増えてきたら

右上の図が、オーラルフレイルのサインです。ほかにも「入れ歯を入れているのに噛めない」、「噛み合わせは合っているのに、なぜか噛みにくい」といった不具合や「歯に唇がくっつく」、「アメをなめることが増えた」、「口紅のノリが悪い」といった、唾液の分泌量が低下したことから起きるサインもあるそうです。

阿部先生は「食事の好みが変わったという場合も、以前は噛めていたものが噛めなくなったせい、というのが本当の理由のこともあります。なにか変、もしかしたら？　と自分で気づいたら、歯医者さんに相談してください」と話します。

悪循環を断ち切ることが大切

また、噛めないからと言って、やわらかいものばかり食べていると、噛む機能が低下して、さらにやわらかいものばかりを食べるという悪循環に陥り、やがて低栄養になってしまう場合もあるそう（右図）。

「この悪循環は、噛めない歯を治療すれば断ち切れます。噛んで食べることが、フレイル予防となり、健康を取り戻すことにつながります」（阿部先生）。

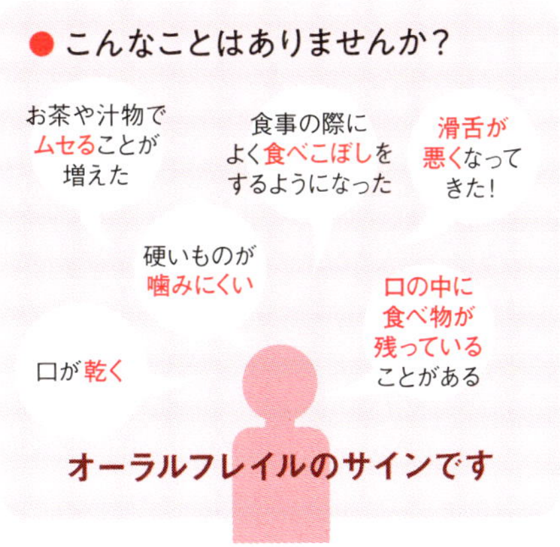

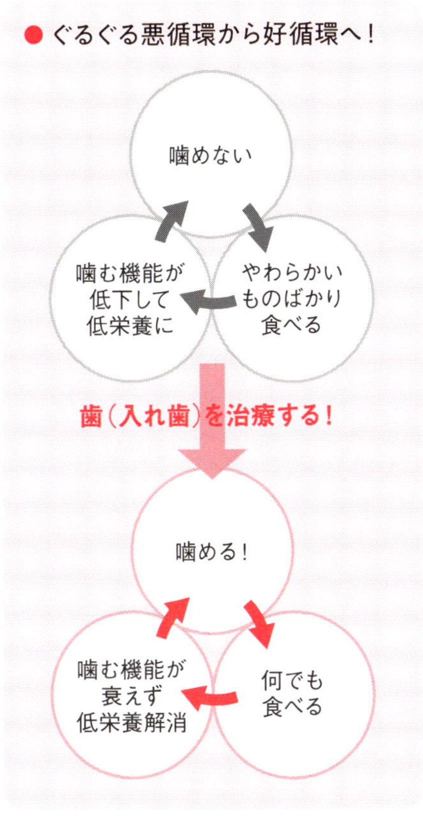

● こんなことはありませんか？

- お茶や汁物で**ムセる**ことが増えた
- 食事の際によく**食べこぼし**をするようになった
- **滑舌**が**悪く**なってきた！
- 硬いものが**噛みにくい**
- 口の中に**食べ物が残っている**ことがある
- 口が**乾く**

オーラルフレイルのサインです

● ぐるぐる悪循環から好循環へ！

噛めない → やわらかいものばかり食べる → 噛む機能が低下して低栄養に → 噛めない

歯（入れ歯）を治療する！

噛める！ → 何でも食べる → 噛む機能が衰えず低栄養解消 → 噛める！

要介護・寝たきりを防ぐ ②

ケアと体操で「お口」を守る

口の働きを守ることが、健康を守ることにつながります！
オーラルフレイルチェック、口のケアと口の体操をご紹介します。

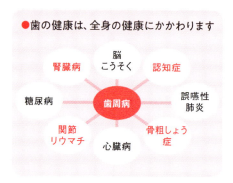

●歯の健康は、全身の健康にかかわります

腎臓病／脳こうそく／認知症／糖尿病／歯周病／誤嚥性肺炎／関節リウマチ／心臓病／骨粗しょう症

「口の中を清潔に保とうとする意識が低下すると、むし歯や歯周病が増えます。歯周病は細菌の病気です。口の中の細菌は血管を通じて全身にまわり、害を及ぼすことがわかってきています」と阿部先生。

左の図をご覧ください。こんなにたくさん、しかも命にかかわる病気に歯周病が影響するなんて。ご存知でしたか?

● オーラルフレイルを自分でチェック　　作表：東京大学高齢社会総合研究機構　田中友規・飯島勝矢

質問項目	はい	いいえ
半年前と比べて、硬いものが食べにくくなった	2	
お茶や汁物でムセることがある	2	
義歯を使用している	2	
口の乾きが気になる	1	
半年前と比べて、外出の頻度が少なくなった	1	
さきいか・たくあんくらいの硬さの食べ物が噛める		1
1日に2回以上は歯を磨く		1
1年に1回以上は歯科医院を受診している		1

ここで、オーラルフレイルをチェックする問診票をご紹介します。

問診の回答で、合計点が「0〜2点」の場合はオーラルフレイルの危険性は低いと判断され、3点は危険性あり、4点以上は危険性が高い状態です。3点以上の場合は専門的な対応が必要なので歯科医院へ！

歯科医院では、口の中に入れたものを舌で押しつぶす舌圧検査や、嚥下機能、咀嚼機能の検査などで口の健康を確認できます。

これらの検査は歯科医院で受けることができますが、まだ対応していない医院もあり、事前にオーラルフレイルの検査を受けられるか問い合わせることをお勧めします。

そうか、歯医者さんに行こう！ 健康寿命もお口から

食べ物を食べるのに「口」の働きは欠かせません。噛む、飲み込む、そしておいしい！と感じるのも口あってのこと。

「噛みにくい」「飲み込みにくい」と、食事の内容が偏り、食べる量が減り、体力が落ちて身体の衰弱につながってしまいます。また、歯周病の細菌は全身に影響を与えます。

口は健康の入り口

左ページの問診票で3点以上だった場合は「オーラルフレイルの危険性あり」。

阿部先生は「放置しておくと、いつの間にか大きなトラブルになってしまうこともあります。まずは、歯科医院で検査を受けてみましょう」と話します。

小さなトラブルのうちに専門家の助言を受け、お手入れや口の運動などをすることで、口の働きが回復する可能性もあるそうです。口は、健康の入り口。軽度のトラブルのうちに、口を守ることが全身の健康を守ることにつながります。

対応する歯科医院が増えています

高齢化社会となり、「噛みにくい」「食べにくい」といった口のトラブルに対応する歯科医院が増えているようです。

実は、口は筋肉でできています。噛む・飲み込むという動きは、肩や首、ほお、舌などの筋力が支えています。歯や舌の検査を行うだけでなく、こうした口の機能を支える筋力を鍛える方法を教えてくれる歯科医院もあるので、相談してみましょう。

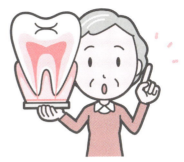

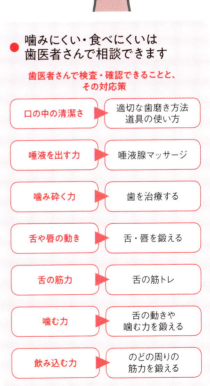

● 噛みにくい・食べにくいは歯医者さんで相談できます

歯医者さんで検査・確認できることと、その対応策

検査・確認できること	対応策
口の中の清潔さ	適切な歯磨き方法 道具の使い方
唾液を出す力	唾液腺マッサージ
噛み砕く力	歯を治療する
舌や唇の動き	舌・唇を鍛える
舌の筋力	舌の筋トレ
噛む力	舌の動きや噛む力を鍛える
飲み込む力	のどの周りの筋力を鍛える

＊すべての歯科医院がこうした検査に対応しているわけではありません。事前に対応しているかを確認してから受診しましょう。

＊トレーニング方法は医師と相談の上、メニューを作って実行します。

出典：『患者さんのためのオーラルフレイルと口腔機能低下症の本』日本歯科大学教授　菊谷 武（引用改編）

オウチで、自分でできる「お口のケア＆体操」もあります！

自分でできる口のケアと言えば、まずは基本の歯磨き、うがい、入れ歯の清掃です。口の中を清潔にするだけで、むし歯や歯周病、口臭の予防にもなり、口を動かすことが刺激になって、唾液の分泌をうながすことにもつながるそうです。

「口の中が乾く方は、唾液を分泌する唾液腺のマッサージも有効」と阿部先生。

また、口を動かしている肩や首、ほおなどの筋肉を鍛える、肩・首・口の運動や早口言葉も、口の機能の回復に役立ちます。やってみたいものから始めてみてください。

わたしの夫も、肩・首・口の体操と早口言葉の練習を毎日、朝昼晩各40分、わたしと一緒にやっていました。長く続けるためには、ご家族やお友達と一緒に、楽しみながら行うのがイチバンです。

すぐに効果が表れないものもありますが、長く続けると少しずつ、しっかり効果が出てきます。

● 首の回りを動かす体操
❶ 首を前後左右に倒す（各5回）
❷ 首をぐるりと大きく回す：
　右回し・左回し（各3回）

● 口の周りの筋肉と舌を動かす体操

ア〜イ〜ウ〜

❶「アー、イー、ウー」と口を大きく開けて発声（10回）
❷ 舌を唇の下まで外に出す、もどす（10回）
❸ ほおを思い切り膨らませる／へこませる（10回）

● 楽しい早口言葉

バナナのなぞは、
まだなぞなのだぞ　なぞなのだぞ

ジャズ歌手シャンソン歌手、
新春シャンソンショー

きゃりーぱみゅぱみゅ　みぴゃむぴゃむ
あわせてぴゃむぴゃむ　むぴゃむぴゃむ

● 唾液を分泌する唾液腺をマッサージ

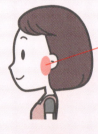

耳下腺（じかか）
両手の人差し指から小指までの4本の指をほおに当て、上の奥歯のあたりを後ろから前に回します

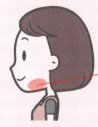

顎下腺（がっか）
両手の親指で耳の下から顎の下にかけゆっくり押します

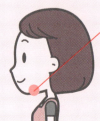

舌下腺（ぜっか）
両手の親指を顎の下に当て、舌を突き上げるように押します

＊下の2つは痛みを感じない程度に、それぞれ5〜10回押します

阿部Dr.と クリコの対談

「デンタルIQ」高め。コレでいきましょう

クリコ：先生のお力をお借りしてオーラルフレイルを紹介できてよかったです。

阿部Dr：こちらこそ。この本を手に取ってくださる皆さんに関心を持って頂ければ。

食べこぼしもムセも自然過ぎて「年のせい」で流してしまいがち。オーラルフレイルとは気づけないことが多いんです。

でも、それが積み重なっていくと介護が近づくと知ってもらいたいですね。

「年のせい」が積み重なって要介護に

クリコ：小さなトラブルだけに、あまり困らないし、気づきにくいんですね。

阿部Dr：実は「口腔機能低下症」という病名は2018年4月に導入されたばかりなんです。

クリコ：病気として認識しないと……

阿部Dr：はい。すでに結構、患者さんは多いです。飲んでいる薬の量や種類が変わっただけでも唾液が出にくくなって、症状が出て、それを放置すると口の機能が落ちてしまうこともあります。だから、もっと気軽に歯科医を訪ねてもらいたい

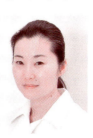

「もっと気軽に
歯医者さんに
行ってほしいですね」

日本大学歯学部
摂食機能療法学講座
阿部仁子 准教授

です。

クリコ：実はわたし、お手入れで歯医者さんに行くのが大好きで、よく行きます。隅々まできれいになってとても幸せな気分に（笑）。

デンタルIQが高いですね！

阿部Dr：そうなんですか！ クリコさんはデンタルIQが高いんですね（笑）。

クリコ：デンタルIQ？

阿部Dr：「歯を守る意識」です。歯の大切さを知っていること。実は口の中は、いつも細菌を培養しているようなもの。ゴミの集積場が顔にあるようなものなんです。口や歯を守ることが、健康寿命につながります。

クリコ：おいしく食べることを楽しむためにも大事ですよね。

阿部Dr：クリコさんは食いしん坊IQも高いみたい（笑）。

クリコ：はい（笑）。これをお読みの皆さまも、皆さまのご家族も、これからはデンタルIQ高めでいきましょう！

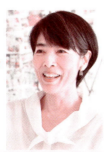

「歯医者さんに
お手入れに行くのが
大好きなんです」

クリコ

おわりに

食べることは生きること

毎日おいしく食べたものが確実に身になり、
笑顔を取り戻した夫。
その姿に、ああ、本当に食べることは生きることなんだなと
切実な想いをもって学びました。
日々の営みの中の食事。
当たり前に繰り返していたことが、
とても、かけがえのないことだったと気づきました。
順調に回復し、元気に会社復帰もした夫ですが、
残念なことに別の病気でなくなりました。
わたしは料理研究家・介護食アドバイザーとして、
家庭で簡単に作れる介護食作りを
お伝えする活動をしています。

料理の見た目はやっぱり大切

「せっかく作った料理をミキサーにかけることが
虚（むな）しかったけれど、このえびフライはミキサーにかけたものを
えびの形にできて報われる。それにとっても楽しい」
病気で噛む力がない女の子のお母さんが、
親娘（おやこ）で料理講習会にご参加くださった時の言葉です。
えびすり身を作って成形する作業を
手間がかかって面倒に思われるのではと心配でした。
でも、愛する娘さんが喜ぶ顔を見たいお母さんにとって、
その作業は面倒でもなんでもなく、楽しいものだったんです。
その子はとてもおいしそうにえびフライを食べてくれました。

ごはんを食べるということは、
単に栄養を摂ればいいというものではありません。
料理の見た目、風味、食感を味わう、
そのすべてを含めてごはんを食べるということです。
あらためて、料理の見た目がいかに大切かを実感しました。

おいしい毎日がずっと続きますように

カルチャーセンターで介護食の料理講習会を
開かせていただくようになりました。
「このレシピに出会えてよかった」
「食べることをあきらめなくていいんだ」
こうした言葉が励みになっています。

皆さまのおいしい毎日がずっと続きますよう、
これからも、たくさんのレシピをお届けしてまいります。

おいしさバージョンアップ！

本書でご紹介したベース素材の「シート肉」と「えびすり身」は、
従来のものを、よりやわらかく、より素材の味を濃く味わえるように
改良を重ねたものです。おいしさはバージョンアップしています！
「ほたてすり身」「野菜ピュレ」も、ご家庭の味つけで
色々な料理にご活用いただけましたら、とても嬉しいです。
本書が末長くお役立ていただけますよう願っております。

感謝を込めて　クリコ

クリコ 料理研究家・介護食アドバイザー

本名は保森千枝。1998年 自宅にサロンスタイルのイタリア料理教室「Cucina Curiko クチーナ・クリコ」を開講。
2009年 和食料理教室開講。2011年 口腔底がんの手術により、噛む力を失った夫に
おいしく食べて、元気になってほしいという願いを込めて、独学で介護食作りを始める。
2014年 介護食アドバイザーの資格取得、食品衛生責任者資格取得。
「簡単においしく」「家族と同じ献立」「好みの味つけ」「美しい盛りつけ」をモットーに、介護食作りを提案。
その経験を生かし、講演会や料理講習会で活躍中。
著書『希望のごはん』(日経BP社)。
Webサイト「やわらかい・飲み込みやすい クリコ流ふわふわ希望ごはん」を運営。

監修：**阿部仁子** 日本大学歯学部 摂食機能療法学講座 准教授

2004年日本大学歯学部歯学科卒業。日本大学歯学部 摂食機能療法学講座 助教、カナダオンタリオ州ウエスタン大学健康科学学部コミュニケーション科学機能科ポストドクターを経て、現職に至る。摂食嚥下機能障害、摂食嚥下リハビリテーション、口腔ケア、唾液、口腔感覚刺激、加齢などの研究に従事。

撮影	齋藤 浩(講談社 写真部) クリコ
デザイン	金城江美(GuTe)
校閲	戎谷真知子
編集協力	福井弘枝

噛む力が弱った人の
おいしい長生きごはん
誤嚥を防ぐ！

2019年1月24日 第1刷発行
2023年3月10日 第3刷発行

著 者 クリコ
監 修 阿部仁子
発行者 鈴木章一
発行所 株式会社 講談社
　　　 〒112-8001 東京都文京区音羽2-12-21
　　　 販売 Tel.03-5395-3606
　　　 業務 Tel.03-5395-3615
編 集 株式会社 講談社エディトリアル
　　　 代表 堺 公江
　　　 〒112-0013 東京都文京区音羽1-17-18 護国寺SIAビル
　　　 編集部 Tel.03-5319-2171
印刷所 凸版印刷株式会社
製本所 株式会社 国宝社

定価はカバーに表示してあります。
落丁本・乱丁本はご購入書店名を明記のうえ、講談社業務宛にお送りください。
送料小社負担にてお取り替えいたします。なお、この本についてのお問い合わせは、
講談社エディトリアル宛にお願いいたします。
本書のコピー、スキャン、デジタル化等の無断複製は著作権法上での例外を除き禁じられています。
本書を代行業者等の第三者に依頼してスキャンやデジタル化することは
たとえ個人や家庭内の利用でも著作権法違反です。

ISBN978-4-06-514327-8　N.D.C.596　95p　21cm
©Curiko 2019　Printed in Japan

KODANSHA